KB008185

치매,

제대로 알아야
두려움에서
벗어날 수 있다

'치매에 걸리면서까지 오래 살고 싶지는 않아'

'치매에 걸리면 차라리 죽는 게 낫지'

우리는 실제로 이런 푸념을 자주 듣습니다.

이 책을 손에 든 독자 중에도 이러한 말을 입버릇처럼 하면서 사는 분들이 적지 않으리라 생각합니다. 입 밖으로 내뱉지는 않아도 속으로 이런 생각을 하는 분들도 많을 겁니다.

'치매에는 걸리기 싫어!'

진심이 담긴 여러분의 목소리가 들리는 것 같습니다.

"걱정하지 마세요. 이 책을 읽고 나면 치매에 걸릴 일은 없습니다"라는 말을 하고 싶지만, 불행하게도 단정 지어 말할 수는 없습니다.

노년 정신의학을 전문으로 하는 의사로서 저는 30년 이상 치매에 걸린 노인, 즉 인지장애 환자를 수없이 봐왔고 지금도 보고 있습니다. 저는 정신의학과 중에서도 치매를 전문으로 하는 전문의입니다. 그런 저도 '이렇게 하면 절대로 치매에 걸리지 않는다'라고 확실히 이야기할 수 없을 뿐만 아니라 실제로 치매를 완전히 치료할 수도 없습니다.

오늘날 치매는 완전한 예방법도 없고 근본적인 치료방법도 없습니다.

그런데도 치매만은 걸리고 싶지 않다고요?

치매에 걸린다는 것은 상상하기도 싫을 정도로 사람들은 '치매 공포증'을 가지고 있습니다. 하지만 시중에 넘쳐나는 치매 예방 관련 책을 다 찾아 읽어도 치매에 대한 두려움은 전혀 가라앉지 않습니다. 진정되기는커녕 읽으면 읽을수록 '치매에 걸리면 어떻게 하지?'라는 극심한 불안에 빠져들면서 '치매에 걸리면 인생 끝이지'라는 이상한 공포에 휩싸이게 됩니다.

하지만 호흡을 가다듬고 잠깐만 생각해 봅시다.

우리는 치매에 대해 잘 알지도 못한 채 막연한 두려움을 가지고 있는 게 아닐까요?

치매는 확실히 예방할 수 있는 것도 아니며 근본적인 치료도 불가능합니다. 하지만, 치매에 걸린다는 것은 생각하는 것보다 그렇게 불행하지 않습니다.

공포증은 치매에 대한 어설픈 지식이나 오해에서 비롯됩니다. 거꾸로 말하면 치매에 대해 올바른 지식을 가지고 정면으로 마주하면서 잘못된 이미지를 바로잡으면 고칠 수 있다는 것입니다.

치매 전문가로서 저는 이런 점에 조금이라도 도움이 될까 생각해서 책을 집필하게 되었습니다. 이 책의 내용은 다음과 같습니다.

제1장에서는 치매의 종류를 비롯해 기본적인 내용을 설명합니다. 건망증이 심해져서 아무것도 못 하게 되고, 기억도 못 하며, 집주변을 배회하거나 해서 가족들에게 걱정만 끼치게 하는 질병. 사람들은 치매에 대해 막연히 이런 이미지를 갖고 있어 '절대로 치매만큼은 걸리지 말아야지'라며 두려워합니다. 그러나 치매의 본질을 이해하면 그렇게까지 비참한 질병이 아니므로 쓸데없이 두려워하지 않아도 된다는 것을 알게 됩니다.

제2장에서는 치매를 보다 깊이 이해하기 위해 구체적인 증상이나 치매 환자의 마음에 대해 설명합니다. 치매 환자가 왜 그런 행동을 하는지 알면 치매를 받아들이기가 쉬워집니다.

치매는 '이것만 해놓는다면', '이런 걸 먹어둔다면' 걸리지 않는다고 단언할 만한 완전한 예방법이 없습니다. 그렇더라도 '이렇게 한다면 치매에 잘 걸리지 않는다'라고 할 만한 것은 많이 있고, 치매 예방 효과를 기대할 수 있는 음식도 있습니다.

제3장에서는 식사, 운동, 생활습관 등 '치매에 잘 걸리지 않게 하는 방법'을 소개합니다. 여기서 제시하는 방법을 당장 실천한다면 치매를 늦출 수 있습니다. 설사 발병된다고 하더라도 계속해서 실천한다면 병의 진행을 늦추는 것이 가능합니다.

제4장은 치매 환자를 대하는 방법, 치매에 걸렸을 때 실천해야 할 매뉴얼이나 간병에 대해서 설명합니다. 부모님이나 자기 자신이 치매에 걸렸을 때 실천하면 당장 도움이 되는 정보나 지식을 알려드립니다.

이 책의 순서대로 읽어나가다 보면 치매에 대한 오해가 점점 풀리고, 다 읽고 나면 치매는 미리 걱정할 게 아니라 '걸리고 나서 생각하자'라는 여유를 가지고 나름의 대비를 할 수 있게 될 겁니다. 그렇게 된다면 이 책의 저자인 저로서는 더할 나위 없는 기쁨이겠습니다.

저자 와다 히데키

차례

기초 지식 편

1장

치매에 걸릴까 봐 두렵다고요?

실천 편

치매, 제대로 알기

1장

치매에 걸릴까 봐
두렵다고요?

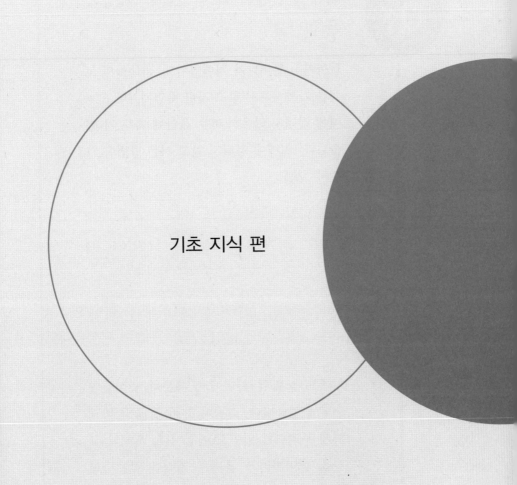

기초 지식 편

Q1 치매에 걸릴까 봐 무서워요. 예방법은 없나요?

돌아가신 할머니가 치매였어요. 가족들의 고생을 가까이에서 보고 자란 탓인지, '나도 치매에 걸리지 않을까'라는 불안에 가득 차 있습니다. 치매에 걸리지 않고 사는 방법을 가르쳐주세요.

A1 안타깝게도 치매를 완벽하게 예방하는 방법은 없습니다

치매는 노화의 하나이기 때문에 받아들일 수밖에 없습니다. 그렇다고 두 손 놓고 막막하게 두려워할 일만도 아닙니다. 오해나 고민을 풀어버리고 올바른 지식을 갖춘다면 걱정하지 않아도 됩니다.

'치매 = 불행'이라는 공식은
근거 없는 생각입니다

　　　　　　　　　일본 국립장수의료연구센터에서 20대에
서 70대까지의 남녀 약 2,000명을 조사한 2004년 연구 결과를 보
면, '나이 드는 게 불안하다'고 생각하는 사람이 80%가 넘는 것으로
나타났습니다. 나이 드는 걸 불안해하는 이유를 보면, '병에 걸릴까
봐(72%)', '수입이 없어서(68%)'보다도 '병들거나 치매에 걸려 간
병이 필요할 것 같아서(78%)'가 1위를 차지했습니다. 노년기에 걱
정되는 질병은 암(77%)과 치매(70%)가 대부분을 차지했으며, 약
40%의 사람은 '오래 살고 싶지 않다'라고 대답했습니다.

　인간은 본래 오래 살고 싶어 하는 존재입니다. 하지만 이러한
결과가 나온 것은 그만큼 치매에 대한 불안이 크다는 것이겠죠.

　일본 정부 차원에서 수행한 '노인 일상생활에 관한 의식조사(60세
이상 남녀 약 4,000명 조사, 2014년)'에서도 일상생활에서 느끼는

가장 큰 불안은 건강이나 질병(약 68%), '거동을 못 해서 간병이 필요(약 60%), 수입이 없어서 불안(약 34%), 자녀나 손자·손녀의 장래(약 21%)라는 결과가 나왔습니다. 마찬가지로 '질병', '거동 불편', '간병'이 노후불안의 중요한 원인이라는 게 밝혀졌습니다.

이러한 조사결과에서도 알 수 있듯 많은 사람이 치매나 그에 따른 거동이 불편한 생활이나 간병에 대하여 크나큰 불안과 공포를 지니고 있습니다. 노후가 불안하거나 치매를 두려워하는 마음을 이해하지 못하는 것은 아니지만, 많은 사람들이 안고 있는 이러한 막연한 불안과 공포 속에는 많은 오해가 있는 것이 사실입니다.

대표적인 오해가 '치매에 걸리면 인생이 불행해진다'고 생각하는 것입니다. 이 책을 읽고 있는 독자분들 중에도 있으리라고 생각됩니다. 이러한 불안이나 공포는 머릿속에서 멋대로 상상하는 것에 지나지 않는다고 자신 있게 말할 수 있습니다. 저는 지금까지 헤아릴 수 없을 만큼 치매 환자를 많이 봐 왔는데, 치매에 걸리고 나서도 행복한 인생을 보내고 있는 사람이 엄청나게 많습니다.

치매에 걸리더라도 얼마든지 행복하게 노후를 보낼 수 있습니다. 이렇게 생각을 바꾸면 그동안 가졌던 막연한 불안이나 공포심이 한결 누그러드는 것을 느낄 수 있을 겁니다.

치매는 노화의 하나로
누구에게나 일어날 수 있습니다

그렇더라도 누구든 치매에는 걸리고 싶지 않을 겁니다. 하지만 안타깝게도 치매는 '누구나 걸릴 수 있는 질병'입니다. 일본 후생 노동성의 조사에 따르면 85세 이상을 대상으로 치매 검사를 한 결과, 조사 대상자의 약 40% 이상이 치매 진단을 받았다고 합니다.

치매 유병률은 70~74세에서 4.1%, 80~84세에서 21.8%지만, 85~89세에서는 41.4%로 2배를 훌쩍 뛰어넘습니다. 90~94세 에서는 61%, 95세 이상이 되면 79.5%라는 충격적인 결과를 보여줍니다. 이 숫자는 무엇을 의미할까요? 우리 몸은 노화로 인해 여러 불편한 증상들이 나타납니다. 치매 유병률이 나이를 먹을수록 높아진다는 것은 치매 역시 노화에 의해 나타나는 불청객의 하나라는 의미입니다.

오늘날 전 세계에서 다양한 연구가 진행되고 있지만, 완전한 치매 예방법은 아직 나오지 않은 것이 현실입니다. 90세 이상에서 약 60% 비율로 치매가 나타난다는 것을 생각하면 인생 100세 시대에 살고 있는 우리는 치매를 받아들이면서 살아갈 수밖에 없는 운명입니다.

올바른 지식을 갖춰야
쓸데없는 공포감이 사라집니다

　예전에 필자는 도쿄의 노인 전문 종합병원인 요쿠후카이 병원에 근무했습니다. 이 병원에서는 연간 100건 정도 노인들의 뇌 부검을 실시했습니다. 실제 부검을 담당한 병리학 전문의에 따르면 85세 이상은 거의 대부분 뇌에 알츠하이머형 치매 증상이 보이는 등 특유의 소견이 발견된다고 합니다. 이러한 사실로 봐서도 나이가 들면 치매는 피하고 싶어도 피할 수 없다는 것을 알 수 있죠.

　다만 치매에도 개인차가 있습니다. 예컨대 부검 결과 뇌에 명확하게 알츠하이머형 치매 소견이 보이는데도 살아생전 그 정도로 치매 양상이 보이지 않았던 사람이 있는가 하면, 반대로 생전에 치매가 상당히 진행됐는데도 부검해보면 뇌 자체에는 그 정도로 심한 변화가 나타나지 않는 경우도 있다는 겁니다.

　그러면 치매 양상은 어떤 식으로 나타날까요? 솔직히 그 누구도 모릅니다. 그러므로 치매를 두려워만 한다든지, '절대로 치매는 안 걸려야지!'라고 기를 쓰고 살기보다는 '치매가 되면 그때 가서 생각하자'라는 덤덤한 마음가짐으로 사는 편이 좋습니다.

치매에 대해 너무 두려워하지도 말고 마음 편하게 생각하자고 하더라도 올바른 지식을 갖춰놓을 필요는 있습니다. 그렇게 된다면 쓸데없는 공포감에 휩싸이는 일은 없게 되겠죠.

치매에 걸려도
사랑받는 사람이 있습니다

치매에도 행복한 치매가 있고, 치매에 걸려도 사랑받는 사람이 있습니다. 이러한 사실을 알면 마음이 한결 편안해집니다.

먼저 '나이가 들면 결국 치매에 걸린다'는 사실을 솔직하게 받아들이십시오. 그리고 나서 '어떻게 하면 사랑받는 치매가 될까' 생각해보십시오. 이런 생각을 하고 마음을 굳게 다지면 마음이 한결 놓입니다. 이러한 긍정적인 마음가짐이 결과적으로 치매 발생을 늦추고, 치매에 걸린다고 하더라도 행복한 인간관계를 구축할 수 있는 기초가 되기도 합니다.

불안이 사라져 여유가 생기면 감정이 안정됩니다. 감정의 안정은 오늘을 즐겁게 하는 원동력이 되고 치매를 늦추게 합니다.

Q2 치매에 걸리면 주위에 피해만 주게
된다던데…

치매에 걸리면 스스로 할 수 있는 일이 아
무것도 없고, 심지어 대소변도 혼자서 처리
하지 못하는 경우가 있다고 하네요. 그 정도
면 차라리 죽는 편이 낫다는 생각이 듭니다.

A2 치매라도 평범한 생활을 하는 사람
이 많습니다

아무것도 할 수 없는 게 아니라 할 수 있는 것
이 한정되어 있다고 봐야 합니다. 게다가 증
상은 아주 천천히 진행되기 때문에 가벼운
범위라면 변함없이 일상생활도 가능합니다.

아무것도 할 수 없는 것이 아니라
할 수 있는 것이 줄어드는 것입니다

　　　　"만약 내가 알츠하이머형 치매에 걸리면 차라리 나를 안락사시켜주면 좋겠습니다". 나이든 어느 문화계 유명인사가 잡지 인터뷰에서 이렇게 이야기하는 것을 본 적이 있습니다. 딱히 이분만이 아니고 이러한 생각을 하는 사람들이 적지 않습니다. 치매에 걸리면 혼자서 할 수 있는 일이라곤 하나도 없어 비참한 상태가 된다, 망상에 빠지거나 집도 못 찾고 주위를 배회해 가족들은 지치게 된다…. 이런 생각을 하는 사람이 얼마나 많은지 모릅니다.

　이런 선입견 때문에 치매에 걸리면 '차라리 죽는 게 낫다'거나 '안락사시켜달라'는 생각을 하게 되는 것은 너무나 당연합니다. 가족 중 누군가 치매 진단을 받으면 매우 좌절하는 사람이 많은 것도 치매에 대해 잘못된 인식을 가지고 있기 때문입니다.

사람들이 갖고 있는 치매에 대한 이미지와 실제 치매와는 확실히 다릅니다. 치매에 대해 많은 사람들이 갖고 있는 오해 중 하나가 치매에 걸리면 지능이 떨어진다는 것입니다. 흔히 '어린애로 되돌아간다'고 생각하는 사람도 있습니다.

그러나 치매에 걸렸다고 모든 능력이 다 떨어지는 게 아니라 가능한 능력은 대부분 남습니다. 계산은 잘 안 되더라도 잘하던 영어는 전과 다름없이 유창하게 말할 수 있다거나, 방금 식사한 걸 잊어버리지만 계산은 보통 수준으로 할 수 있기도 합니다. 이처럼 능력이 떨어지는 건 사람마다 다르며 일정하지 않습니다.

남아있는 능력을 '잔존 기능'이라고 하는데, 능력이 남아있다는 것만 봐도 어린애로 되돌아간다는 말은 틀렸다고 할 수 있습니다. 치매에 걸린 사람은 세상에 일어나는 일에 대한 이해력과 사물에 대한 판단력 등도 어린애 수준과는 전혀 다릅니다.

치매는 천천히 진행되는 질병입니다. 알츠하이머형 치매는 일반적으로 먼저 기억력이 떨어지고, 이후 조금씩 인지기능이 저하됩니다. 그러나 알츠하이머형 치매가 꽤 진행된 사람이라도 잔존 기능이 많이 남아있기 때문에 가벼운 치매라면 이를 잘 활용함으로써 지금까지의 생활과 크게 다르지 않게 보낼 수 있습니다.

실제로 가벼운 치매는 생활하는 데 특별히 곤란함을 느끼지 않습니다. 전업 화가로서 그림을 계속 그린다든지, 어부가 고기 잡는 일을 계속한다든지 하는 예는 얼마든지 있습니다. '치매에 걸리면 어떤 일도 할 수 없다'는 건 큰 오해에서 비롯되었다는 사실을 알 수 있을 겁니다.

요즘은 '간헐적 치매'라는 말도 많이 언급되는데, 솔직히 말하면 간헐적 치매라는 건 없습니다. 간헐적으로 증상이 나타난다고 해도 확실히 치매는 치매입니다. "그 일은 똑 부러지게 처리하는데 이 일은 어찌 된 일인지 엉망이네"라고 이야기하는 경우가 종종 있는데 간헐적 증상 역시 치매의 한 특징이라고 할 수 있습니다.

정리하자면 치매는 아무것도 할 수 없는 게 아니라 할 수 있는 일이 줄어든다는 정도로 이해하면 됩니다.

부모님이나 배우자같이 가까운 사람이 치매가 되면 환자가 할 수 있는 일이 사라졌다는 것만 눈에 띄어 비관에 사로잡히기 쉽지만, 할 수 있는 일이 줄어든 것일 뿐이라고 이해하고 가능한 것(잔존 기능)에 눈을 돌리면 다른 면이 보일 수 있습니다. 그런 점에서 치매라고 해서 그렇게 비관할 일도 아니며, 마음가짐 또한 미래지향적으로 되지 않을까 생각합니다.

집을 못 찾고 배회하는 등의 이상행동은
10%에 지나지 않습니다

치매에 걸리면 망상이나 배회 등의 이상행동으로 주위에 민폐를 끼치게 된다는 것 또한 많은 사람들이 치매에 대해 갖고 있는 선입견입니다.

확실히 이상행동으로 가족이 지치게 되는 경우도 물론 있습니다. 하지만 치매 전체로 보면 이상행동을 보이는 비율은 10% 정도밖에 되지 않습니다. 게다가 그러한 행동을 보이는 것은 어느 정도 증상이 진행되고 나서입니다. 대소변을 가리지 못해 돌봐줘야 하는 경우도 치매 증상이 꽤 진행되고 난 이후의 일입니다.

이러한 현실을 모르고 치매에 대한 공포심만 키우는 것은 바람직하지 않습니다. 치매는 그렇게 사람들에게 민폐를 끼치는 질병은 아닙니다. 그럼에도 사람들은 대부분 '치매에 걸리면 모두에게 피해를 준다'는 생각을 합니다.

치매는 노인의 수많은 모습 중 하나에 불과합니다. 나이가 들면 하체가 약해진다거나, 무거운 물건을 들 수 없다거나, 쉽게 피로하기도 하고 귀가 어두워지기도 합니다. 이렇게 신체기능이 떨어져도 하고 싶은 걸 하려면, 가고 싶은 곳에 가려면 다른 사람의 손을 빌리지 않으면 안 됩니다. 치매에 걸려 다른 사람의 도움을 받는 것도 이와 같다고 생각하면 어떨까요? 그러면 '치매에 걸리면 주위에 폐만 끼친다'는 치매 거부반응도 사라지지 않을까요?

실제 치매 환자의 90% 정도는 주위에 폐를 끼치지 않고 돌봄 서비스를 이용하는 정도만으로 정상적인 생활을 하고 있습니다. 물론 간병하는 가족의 입장에서는 당연히 힘들 수 있습니다. 그러나 간병하면서 가족이 환자로부터 위로받는 것도 분명히 있습니다.

일본이나 한국 사람들은 특히 민폐에 대해 매우 예민한 성향이 있습니다. 서양에서 안락사를 희망하는 경우는 환자 자신이 힘들거나 고통에서 해방되고 싶어서이지 다른 사람에게 폐를 끼치기 싫어서인 경우는 거의 없습니다. 반면, 일본에서는 안락사를 희망하는 이유로 '더 이상 폐를 끼치고 싶지 않아서'가 압도적으로 많습니다.

초고령사회를 맞이하면서 이제부터라도 이 같은 윤리관에서 벗어나는 게 좋지 않을까요? 그렇게 생각하면 치매도 생각하는 만큼 두려운 게 아니라는 생각을 하게 될 겁니다.

Q3 치매와 알츠하이머는 같은 질병인가요?

치매와 알츠하이머, 이 두 단어는 같은 의미로 사용되지 않나요? '치매 = 알츠하이머'라고 생각했는데, 치매에는 알츠하이머 외에도 다른 종류가 있나요?

A3 치매는 크게 4가지 유형이 있습니다

가장 일반적인 것이 알츠하이머형이고, 그 밖에 전두측두형, 레비소체형, 뇌혈관성 등 네 가지 유형으로 나뉩니다.

치매 전체에서 60% 이상을
차지하는 건 알츠하이머형입니다

치매는 크게 네 가지 유형으로 나뉩니다. 알츠하이머는 이 중 하나로서, 정식으로는 '알츠하이머형 치매'라고 하며, 치매 전체의 60% 이상을 차지하는 대표적 치매 질환입니다.

원인은 아직 확실하게 밝혀지지 않았지만, 뇌에 아밀로이드 베타라는 특수한 단백질이 축적됨으로써 신경세포가 변성·사멸하고, 뇌가 위축되는 것이 아닐까 하고 생각하고 있습니다. 진행은 아주 느리며, 증상이 나타날 때까지 20년 이상 걸립니다. 이 때문에 아밀로이드 베타 축적이 시작되고 나서 적어도 20년 이상의 세월이 흐른 다음 문제가 나타난다고 할 수 있습니다.

아밀로이드 베타 축적으로 인한 뇌의 위축은 단기 기억을 담당하는 해마 주위에서 시작됩니다. 이 때문에 새롭게 사물을 기억

할 수 없게 된다든지, 과거의 것을 떠올리지 못하는 '기억장애'가
주로 일어나게 됩니다.

알츠하이머형 이외에도
세 종류 치매가 더 있습니다

알츠하이머형 다음으로 치매 전체의 20%를 차지할 정도로 많
은 것은 '뇌혈관성 치매'입니다. 뇌경색이나 뇌출혈 등으로 뇌혈
관 주변의 신경세포가 손상을 입어 치매가 발생하지만 알츠하이
머형과의 합병으로 나타나는 경우도 많습니다.

뇌혈관성 치매는 뇌경색이나 뇌출혈 후유증으로 발생합니다.
뇌세포가 손상을 받은 부위와 그렇지 않은 부위가 있으므로 증상
은 개인별로 다양하게 나타납니다. 똑같은 일을 하더라도 할 수
있을 때와 그렇지 못할 때가 반복적으로 일어나기도 하여 '간헐적
치매'라고도 부릅니다. 손상을 입은 뇌 부위와 크기는 환자에 따
라 다르기 때문에 나타나는 증상도 개인차가 큽니다.

다음으로 치매 전체에서 10% 정도를 차지하는 '레비소체형 치

매'는 '레비소체'라는 특수한 단백질이 대뇌피질이나 뇌줄기에 축적되어 신경세포가 사멸하면서 발병합니다. 이 유형의 큰 특징은 헛것이 보이는 환시가 나타난다는 겁니다. 아이들이나 조그마한 동물이 생생하게 나타나 119구급차를 부르는 일도 있습니다. 아울러 근육이 뻣뻣해 움직임이 둔해지기도 하며, 추적추적 걸으면서 자주 넘어지는 특징이 있습니다. 수면 중에 팔다리를 이리저리 휘젓거나 큰소리를 지르는 잠꼬대 증상도 나타납니다.

치매의 네 가지 유형 중에 비율이 가장 적은 것은 '전두측두형 치매'로서, 전체 1~5% 정도라고 알려져 있습니다. 뇌의 전두엽과 측두엽의 신경세포가 변질·사멸됨으로써 나타나지만, 이 메커니즘은 아직 밝히지 못하고 있습니다.

증상으로는 기억장애뿐 아니라 상대방의 말을 이해하지 못하고, 정확한 단어를 구사할 줄 모르는 언어장애가 나타납니다. 이성을 담당하는 전두엽이 손상을 입었기 때문에 욕망을 억제할 수 없어 자신도 모르게 물건을 슬쩍 훔치기도 하고, 교통위반이나 반사회적 행위가 늘어나며, 흥미를 잃으면 대화 도중에 훌쩍 나가버리는 행동도 두드러집니다. 대부분 노년 초기에 발생하고, 65세 미만에 발생하면 '젊은 치매'라고 부릅니다.

치매 종류에 따른 원인과 증상

	알츠하이머형 치매	뇌혈관성 치매
원인	뇌에 특수한 단백질 덩어리가 축적되어 뇌의 정상 신경세포가 천천히 줄어든다. 치매 발생 원인의 60% 이상을 차지한다.	뇌경색이나 뇌출혈, 지주막하출혈 등 뇌졸중에 의한 뇌 손상이 원인이며, 이 질환의 발병을 계기로 증상이 나타난다. 치매의 20%를 차지한다.
증상	기억장애가 나타나기 시작해 차츰 심해진다. 기억 결손을 보충하기 위해 없는 말을 지어내거나 피해망상, 배회 등 문제행동이 나타나기도 한다.	뇌 손상 부위에 따라 증상이 다르다. 기억장애보다는 의욕 저하, 우울, 쉽게 화를 내는 등 성격 변화가 뚜렷하다.

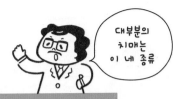

대부분의 치매는 이 네 종류

레비소체형 치매	전두측두형 치매
뇌에 레비소체라 부르는 단백질 덩어리가 만들어진다. 대부분 75세 이후 나타난다. 알츠하이머형 치매와 함께 나타나는 경우도 많다.	사고를 담당하는 전두엽, 언어를 이해하는 측두엽에 변성·위축이 보인다. 이 가운데 80%의 신경세포에 픽구라는 덩어리가 만들어진다.
없는 물체가 나타나기도 하고, 그림자가 사람에게 보이는 등 환시가 뚜렷하다. 손 떨림이나 근육 경직 현상을 보이는 파킨슨병이나 우울 증상도 나타난다.	자발성이 사라지고, 융통성이 없어지며, 불끈화를 내는 등의 성격 변화가 나타난다. 실어증 증상이나 근력 저하도 나타난다. 대부분 노년 초기에 발생한다.

Q4

치매는 죽을 수도 있는 병인가요?

치매는 근본적으로 치료하는 약이 없다고 들었습니다. 그렇다면 치매는 치료할 수 없는 질병, 즉 불치병이라고 할 수 있는 건가요?

A4

치료는 힘들어도 평균 10년 정도는 더 살 수 있습니다

현시점에서 근본 치료약이 없으므로 치매는 '불치병'이라는 말도 틀리지는 않습니다. 그러나 치매로 진단되고 나서도 남은 여생은 평균 10년이나 되며, 약으로 진행을 늦추는 것도 어느 정도 가능합니다.

치매 환자는 대부분
타고난 천수를 다 누립니다

전 세계 치매 환자 수를 보면 1990년에
2,020만 명이었던 것이 2016년에는 4,380만 명으로 26년간 2배로
늘어났습니다. 환자 수가 급격하게 늘어남에 따라 약물 개발이 중
대한 과제가 되어 지금 전 세계에서 여러 가지 연구가 진행되고
있으며, 새로운 약물 개발 경쟁이 치열하게 벌어지고 있습니다.

그러나 유감스럽게도 오늘날 알츠하이머형, 뇌혈관성, 레비소
체형, 전두측두형의 4대 치매 치료는 불가능한 상황입니다. 아직
이들을 근본적으로 치료하는 약이 개발되어 있지 않습니다. 따
라서 현시점에서 치매는 불치병이라고 해도 지나치지 않습니다.

다만 질병의 진행은 아주 느립니다. 치매로 진단받고 나서 2, 3년
만에 가족들의 얼굴을 몰라볼 정도로 진행이 빠른 경우도 있지
만 대부분은 10년, 20년이나 되는 긴 기간 동안 천천히 진행되어

천수를 다 누립니다. 치매는 발병하고 나서 평균 여명이 10년 정도로 알려져 있으며, 죽음에 이르는 원인은 대부분 폐렴 등의 감염증입니다.

치매 증상은 초기, 중기, 말기의 세 단계로 나뉩니다

치매는 만성적으로 진행하는 질병입니다. 진행하면 증상이 변화하는데, 편의상 다음 3단계로 나누어 설명합니다.

• 초기(경증) : 최근의 일을 기억하지 못하지만, 지능은 그다지 떨어지지 않는다. 자립적인 생활은 가능하다. 직업적인 일을 계속할 수 없는 경우도 있지만, 그냥 그대로 하는 사람들도 적지 않다.

• 중기(중간증) : 현재 있는 시간이나 자신이 있는 장소를 몰라보기도 하며, 오래된 기억도 차츰차츰 잃어가게 된다. 떠돌아다니거나 이상행동이 시작되기도 하며, 지능은 떨어지지만 간병이나 누군가의 도움이 있으면 대다수는 일상생활이 가능하다.

• 말기(중증) : 가족의 이름이나 얼굴을 몰라보게 되고, 대화도

순조롭지 못하다. 대소변실금을 보이기도 하고, 여기서 더 진행하면 몸져누워 지내는 신세가 된다.

치매는 위와 같이 몇 단계를 거치면서 결국에는 죽음에 이르게 되지만, 약으로 증상을 일시적으로 억제한다거나 진행을 어느 정도 늦추게 하는 일은 가능합니다. 치매 진단 초기라면 기억력이 떨어지는 정도이고, 대다수는 그대로 생활을 할 수 있습니다. 약으로 진행을 늦추면 활동 기간을 조금이라도 연장할 수 있습니다.

2019년 현재 일본에서 승인된 약은 아리셉트, 레미닐, 엑셀론(리바스티그민), 메마리 및 4종류의 제네릭입니다. 아리셉트는 알츠하이머형과 레비소체형에 적용되며, 나머지는 알츠하이머형에 국한되어 있습니다. 환각이나 망상 등 정신질환 증상이나 불안, 불면 등의 증상이 있는 치매 환자에게는 정신질환에 사용되는 항정신병약이 처방되는 경우도 있습니다. 그러나 레비소체형의 경우에는 부작용으로 파킨슨병 증상이 심하게 나타나기 때문에 약물을 사용할 수 없는 경우가 대부분입니다.

모든 약물요법은 환자에 따라 부작용이 나타나기도 하므로 약물 사용의 장단점을 꼼꼼히 따져 약을 사용할 것인지, 그렇지 않을 것인지를 세심하게 검토합니다.

Q5

치매 증상이 완화되기도 하나요?

치매에 완전한 치료법이 없다고 한다면 질
병은 악화될 수밖에 없겠지요? 증상이 완화
되거나 나아지는 것을 기대할 수는 없나요?

A5

주위 사람들과의 교류나 돌봄 방법
에 따라 좋아지는 경우도 있습니다

단계가 진행되면서 증상도 심해지지만 사람
들과의 교류 등에 의해 개선되기도 합니다.
문제행동도 단계가 진행되면 오히려 줄어들
수도 있습니다.

배회, 폭언, 폭력 등
문제행동이 완화될 수 있습니다

치매는 진행성의 질병입니다. 따라서 수반된 증상도 질병이 진행하면서 심해지는 것이 일반적입니다.

예를 들면 초기에는 바로 앞서 들었던 것을 잊어버린다든가, 물건을 어디에 뒀는지 생각이 나지 않아 찾아 헤매는 일이 늘어나는 등 최근의 일에 대한 기억이 떨어질 뿐입니다. 그러다가 자신이 직접 체험한 것을 기억에서 완전히 잊는다든지, 자신의 생년월일이나 태어난 고향 등도 잊어버리게 되는 등 기억장애 증상은 점점 심해집니다.

한편 치매 증상에서 환각이나 망상, 배회, 폭언, 폭력 등 이른바 '문제행동'은 어느 정도 완화될 수 있습니다. 예를 들면 환각이나 망상은 약물로 억제할 수 있으며, 배회나 폭언·폭력 등은 주위 사람들과 어울리는 방법, 간병 방식에 따라 개선되는 일도 있습니다. 그렇지 않더라도 질병이 진행되면 오히려 조용해져서 문제행동이 줄어드는 경우도 있습니다.

중요한 것은 교류입니다

노인들은 고독감이나 소외감을 느끼기 쉽고, 무엇보다 누군가에게 인정받고 싶은 인정 욕구를 강하게 가지고 있습니다. 이러한 건 치매에 걸리더라도 변함이 없습니다. 기억력은 잃더라도 감정이나 자존심까지 없어지는 것은 아닙니다.

치매 환자는 기억력이 없어지더라도 늘 불안을 안고 삽니다. 주위 사람들과의 의사소통이 원만하게 이루어지지 않아 고독감을 느끼기도 합니다. 이러한 상황에서 주위 사람이 자신을 부정하는 말을 한다든지, 어린애 다루듯 하는 등 자존감이 상처를 입는다든지 하면 불안이나 불만이 팽배해지고 분노가 솟구치는 등 문제행동이 심하게 나타날 우려가 있습니다.

이와 반대로 본인의 불안이나 불만을 해소함으로써 문제행동이 치료되거나 완화되는 일도 드물지 않습니다.

사실 치매 환자의 문제행동은 자신이 기분 좋을 때 거의 일어나지 않습니다. 치매 환자의 문제행동을 줄이기 위해서는 면밀하게 상황을 지켜보고, 기분 좋게 지낼 방법을 찾는 게 최선책이라 할 수 있습니다.

　중요한 것은 의사소통입니다. 소통이 잘 이루어지면 치매 환자의 고독감이나 소외감이 한결 덜어져 문제행동이 줄어듭니다. 뿐만 아니라 증상의 진행을 늦추는 것도 불가능한 일만은 아닙니다.

　뇌 훈련을 한다고 해서 기억장애 정도가 줄어드는 것은 아닙니다. 그러나 지역 커뮤니티에 참가한다거나, 데이케어센터에 다니거나 하면서 다른 사람과 만남을 갖고 교류하는 사람은 혼자 집에만 틀어박혀 사는 치매 환자와 비교해 확실히 증상의 진행이 느립니다.

　우리는 사람과 대화할 때 스스로 생각해서 말하고, 그에 대해 상대방의 반응이 되돌아오는 과정을 거칩니다. 스스로 생각해서 단어를 하나하나 내뱉는 상호교감 작업이 뇌를 강제적으로 작동하게 만드는 겁니다.

　다른 사람들과의 교류가 치매 진행을 늦춘다는 건 바로 이런 점 때문입니다.

Q6

건망증이 치매의 시작인가요?

치매 환자 중에 방금 식사한 것을 잊어버린
다든지, 물건을 어디에 두었는지 기억이 나
지 않아 하루 종일 찾아 헤매는 사람이 많습
니다. 기억력이 심하게 떨어지는 건망증은
치매의 시작이라고 할 수 있을까요?

A6

치매로 인한 기억장애와 단순한 건망
증은 다릅니다

치매로 인한 기억장애와 나이 들면서 나타
나는 단순한 건망증은 다르며, 건망증이 치
매의 시작은 아닙니다.

'건망증 = 치매의 시작'이라고
단정할 수 없습니다

기억장애는 치매, 특히 알츠하이머형 치매의 대표적인 증상으로 알려져 있습니다. 이 때문에 어느 정도 나이가 들면서 건망증이 늘어나면 '혹시 치매?'라고 불안해하는 사람도 많은 듯합니다. 그러나 건망증이 반드시 치매의 시작이라고는 단정 지을 수 없습니다.

중년이 되면 누구나 기억력이 떨어집니다. 물건 이름이 생각나지 않고, 대화 중에 '이거, 저거, 그거' 같은 지시대명사가 늘어나며, 얼굴은 떠오르는데 그 사람의 이름은 생각나지 않습니다. 누구나 경험하는 이런 현상은 나이에 따른 단순한 건망증입니다.

남성은 중년 이후 남성호르몬이 줄어들면서 건망증이 나타나기도 하며, 우울증에 걸려도 기억력이 떨어집니다. 이 경우 남성호르몬 보충이나 우울증 치료 등으로 증상을 개선할 수 있습니다.

'기억나지 않는다'와 '생각나지 않는다'의 차이

나이 들어 나타나는 건망증과 치매의 기억장애는 어떻게 다를까요? 간단히 말해 치매 초기의 기억장애는 '기억나지 않는' 것이며, 중년의 기억력 감퇴는 '생각나지 않는' 것입니다.

기억에는 새로운 것을 외우는 것과 과거에 외었던 것을 떠올리는 두 과정이 있습니다. 치매의 '기억해 낼 수 없다'는 건 새롭게 체험한 것을 기억해내지 못하는 겁니다. 증상이 심한 사람은 몇 분 전, 심지어 몇 초 전에 일어난 일조차 기억에 담아두지 못 합니다. 건망증에 대한 자각도 없습니다. 사건 기억이 통째로 사라지기 때문에 몇 번이나 같은 걸 묻게 된다든지, 식사나 외출한 것조차 기억할 수 없게 됩니다. 이러한 탓에 일상생활에 지장을 받습니다.

한편, 중년 이후 자주 나타나는 '생각이 나지 않는다'는 것은 상기하는 힘이 약해졌기 때문입니다. 해가 갈수록 명칭을 기억할 일은 넘쳐나는데 과거에 머릿속에 박혀있던 게 떠오르지 않아 생각나지 않는 것입니다. 하지만 건망증에 대한 자각이 있으며, 기억의 일부만 빠진 것이기에 힌트를 주면 생각해냅니다. 따라서 일상생활에 지장은 없고 건망증 이외의 다른 증상도 없습니다.

단순 건망증과 치매로 인한 기억장애의 차이

단순 건망증	치매로 인한 기억장애
이름이나 단어가 떠오르지 않는다.	일어난 일 그 자체를 잊어버린다.
체험한 내용의 일부를 잊는다.	체험한 그 자체를 통째로 잊어버린다.
건망증만 나타난다.	기억뿐만 아니라 판단, 계획, 준비 등도 안 된다.
건망증을 대부분 알아챈다.	기억장애에 대한 자각이 희박하다.
없어진 물건이 생각나면 스스로 찾으려고 한다.	물건이 없어지면 누군가에게 도둑맞았다고 골똘히 생각한다.
시간이나 장소는 정확하게 파악한다.	요일이나 장소에 대한 감각이 없다.
체험한 내용이나 사람의 이름을 잊어버리기도 한다.	잊어버린 것을 인식하지 못하고, 가상의 체험을 지어낸다.
일상생활에 지장을 초래하지 않는다.	정상적인 일상생활을 하기가 힘들다.
건망증은 반드시 진행하지 않는다.	건망증이 서서히 심해진다.

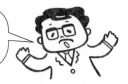

나이에 따른 건망증은 누구에게나 일어나는 일! 걱정할 필요가 없습니다.

Q7 경도 인지장애는 치매와 같은 건가요?

지인이 '경도 인지장애' 진단을 받았다면서 결국 치매가 될 거라고 낙담하고 있습니다. 경도 인지장애는 치매의 전 단계입니까? 경증 치매라는 것이 무엇인가요?

A7 5년쯤 지나면 절반 정도가 치매로 발전합니다

경도 인지장애는 건강한 상태와 치매와의 중간이라고 할 수 있습니다. 1년 후에는 10~15%, 5년 후에는 약 절반이 치매로 이행한다고 알려져 있습니다.

경도 인지장애 중에는 인지기능이
정상으로 회복되는 경우도 있습니다

'경도 인지장애'(Mild Cognitive Impairment = MCI)라는 것은 글자 그대로 인지장애가 가볍게 온 상태입니다. 치매(Dementia)와는 단어의 의미부터 다릅니다. 일반적으로 경도 인지장애는 건강한 상태와 치매의 중간지대라고 알려져 있습니다.

치매의 의학적 정의는 '어떤 원인으로 뇌에 병적인 변화가 일어나서, 인지기능이 이전의 수준보다 뚜렷하게 저하되어 일상생활에 지장이 생긴 상태'입니다.

한편 경도 인지장애는 인지기능이 나이에 비해 저하되어도 일상생활에 영향을 미치지 않거나, 영향을 미치더라도 가벼운 상태를 말합니다.

경도 인지장애에서 많은 비중을 차지하는 것은 건망증이 눈에 띄게 심해지는 경우입니다. 건망증이 심해진 것을 스스로 자각하거나 가까운 사람이 이를 알아차리고 전문의의 진찰을 받은 결과 경도 인지장애로 진단되는 경우가 적지 않습니다. 이름을 기억하는 능력이 떨어져 몇 번이나 똑같은 걸 묻기도 하지만, 다른 사람의 손을 빌리지 않더라도 일상생활에 지장이 없다는 점이 일반 치매 환자와 크게 다릅니다.

현시점에서 치매와 마찬가지로 경도 인지장애를 치료하는 건 불가능합니다.

경도 인지장애로 진단을 받고 나서 1년 후에는 10~15%, 5년 후에는 약 절반이 치매로 진행된다고도 알려져 있지만, 안타깝게도 치매로 진행되는 것을 억제하는 확실한 방법이 아직까지는 없습니다. 그렇지만 치매약을 써서 진행을 늦추거나 일시적으로 증상을 개선할 수는 있습니다. 뿐만 아니라 경도 인지장애 환자 중 1년에 16~41% 비율로 인지기능이 정상으로 돌아오는 사람도 있습니다.

경도 인지장애로 진단을 받게 된다면 충격을 받을지 모릅니다. 그러나 설사 치매로 이행되었다 하더라도 치매와 더불어 살아가야 하겠다는 마음가짐을 빨리 가질 수 있다는 점, 본격적인 치매

가 오기 전에 미리 여러 가지를 준비할 수 있다는 점이 큰 장점이

라고 말할 수 있습니다.

Q8 치매를 조기 발견할 수 있는 신호가
있나요?

치매도 암처럼 조기 발견·조기 치료가 중
요하겠죠? 치매를 조기 발견할 수 있는 신
호가 있나요? 가족 등 가까이에 있는 사람이
알아챌 수 있는 신호가 있다면 알려주세요.

A8 어느 정도 알 수는 있지만 절대적인
것은 아닙니다

간단한 체크리스트로 테스트할 수 있지만
완전한 것은 아닙니다. 증상을 체크해보고
의심되면 전문의의 진단을 받는 것이 중요
합니다. 하지만 치매는 암과는 달리 조기 발
견이 반드시 좋다고는 할 수 없습니다.

조기 발견으로
진행을 늦출 수 있습니다

최근 치매의 조기 발견에 대한 필요성을 주장하는 사람들이 많습니다. 그러나 암과는 달리 치매는 조기 발견·조기 치료로 나을 수 있는 질병이 아닙니다. 그렇더라도 초기에 발견할 수 있으면 약물 복용으로 진행을 어느 정도 늦출 수는 있습니다.

하지만 조기 발견이 반드시 좋은 것만은 아닙니다. 치매로 진단되면 스스로 낙담하게 되는 것은 물론이고 가족이나 주위 사람들의 태도도 달라집니다. 환자를 불쌍히 여기면서도 마치 옮는 병에 걸리기라도 한 듯 다가가는 것조차 조심스러워합니다. 가족 간에 '이제 누가 돌봐야 하나?', '그렇지 않으면 요양기관에 맡겨야 할 텐데….', '돈은 어떻게 마련하지?' 등의 논의가 이어져 갑자기 서로의 관계가 어색해지기 시작합니다.

일을 하고 있으면 대부분 그만두도록 설득당합니다. 회사근무나 봉사활동 등 사회활동은 당연하고, 손자 돌보는 일조차 못하게 하는 경우도 있습니다.

치매는 주위의 환경에 따라 증상의 진행이 빨라지기 쉬운 질병입니다. 집안에서 식구들이 대하는 태도가 달라진다든지, 그때까지 계속해온 일을 그만두게 한다든지, 요양기관 등에 입원하게 한다든지 하면 진단을 받기 전보다 훨씬 빨리 치매 증상이 진행하는 경우도 있습니다. 이러한 사실을 고려한다면 조기 발견이 반드시 좋다고만 할 수 없습니다.

초기 증상을 테스트해보고
의심되면 전문의 진료를 받아봅니다

부모의 치매가 의심되면 자식의 도리로 그냥 못 본 체 방치만 할 수 없을 것입니다. 치매라고 판단할 만한 결정적인 증상이 있다면 망설이지 않고 곧장 전문의 진단을 받게 하지만 여간 고민스러운 것이 아닙니다.

부모 등 가까운 사람이 치매일지 모른다고 생각하면 인터넷이나 잡지 등에서 본 '치매 테스트'를 시행하려는 사람도 많습니다. 이런 테스트는 오늘은 몇 월 며칠인지, 여기는 어디인지 등 당연한 질문으로 나열되어 있습니다. 갑자기 이런 질문을 받는다면 자존심 강한 사람은 '더 이상 테스트 안 할 거야', '병원에 절대로 안 가'라며 고집 피우는 상황도 예상할 수 있습니다.

아무 생각 없이 질문에 대답하게 하는 것보다 '오늘 며칠이더라?'와 같이 질문하는 사람이 문득 생각나지 않아서 물어보는 것처럼 하면 좋습니다. 이러한 질문 방식은 상대방의 자존심을 건드리지 않게 됩니다. 이렇게 실시한 질문에 정확하게 대답한다면 이 시점에서 일단 치매는 아니라고 단정 짓습니다.

이와 반대로 '하루하루가 휴일 같아서 시간 가는 것에 신경 쓰지 않는다'는 식으로 능숙하게 둘러대는 경우에는 정말로 날짜에 전혀 신경 쓰지 않고 사는 사람도 있으므로 질문 하나로 치매인지 아닌지를 판단할 수는 없습니다.

다음에 정리한 치매 초기 증상 체크포인트를 참고해보면 어느 정도는 참고가 될 수 있을 겁니다. 여러 항목에 해당하면 전문의의 진료를 받아보는 것이 좋습니다.

치매 초기 증상 체크포인트

건망증이 심하다

☑ 방금 통화하고 끊었는데 상대방이 누군지 모른다.

☐ 같은 걸 몇 번이나 말하거나 되묻는다.

☐ 마무리를 안 하거나 물건을 어디에 두었는지 잊고 늘 찾아 헤맨다.

☐ 지갑 · 통장 · 옷 등을 도둑맞았다고 사람을 의심한다.

이해력 · 판단력이 떨어진다

☑ 요리 · 정리 · 계산 · 운전 등에 실수가 잦다.

☐ 새로운 걸 기억하지 못 한다.

☐ 말의 앞뒤가 맞지 않는다.

☐ TV 프로그램의 내용을 이해하지 못하게 된다.

시간 · 장소를 모른다

☑ 약속한 날짜나 장소를 착각한다.

☐ 익숙한 길도 헤매는 일이 있다.

사람의 성격이 달라진다

☑ 사소한 일에 화를 버럭 낸다.

☐ 주위를 의식하지 않고 고집 부린다.

☐ 자신의 실패를 다른 사람 탓으로 돌린다.

☐ '요즘 이상해졌어'라는 말을 주위 사람들에게 자주 듣는다.

불안감이 심하다

☑ 혼자 있으면 무서워하거나 쓸쓸해 한다.

☐ 외출 시 소지품을 몇 번이나 확인한다.

☐ '머리가 이상해졌어'라고 스스로 푸념한다.

의욕이 없어졌다

☑ 속옷을 갈아입지 않거나 옷차림에 신경 쓰지 않는다.

☐ 취미나 즐기던 TV 프로그램에 흥미를 보이지 않는다.

☐ 몹시 우울해하고 무엇이든 겁을 내고 싫어 한다.

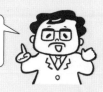

그밖에도 다음의 증상이 나타나면 주의!

1) 집안이 어질러져 있다.

2) 냉장고에 유통기한이 지난 식품이나 넣어둘 필요가 없는 것까지 들어가 있다.

3) 만드는 음식의 종류가 줄어들었다.

4) 수돗물이 줄줄 흘러도 내버려둔다.

5) 외출이 줄어들고 집안에 틀어박혀 있는 일이 잦다.

6) 우편함에 배달물이 쌓여간다.

7) 지갑에 동전으로 넘쳐난다.

8) 지갑에서 동전을 집어낼 때 종류를 헷갈려 어쩔 줄 모른다.

9) 집안에 이상한 냄새가 나거나 방에서 악취가 난다.

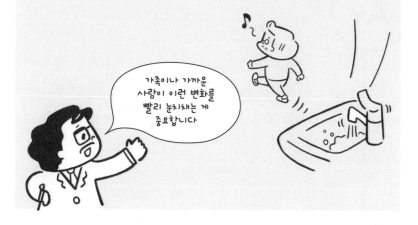

가족이나 가까운 사람이 이런 변화를 빨리 눈치채는 게 중요합니다

Q9 치매에 걸리기 쉬운 체질이 있나요?

치매에 잘 걸리는 체질이라든가, 반대로 잘 걸리지 않는 유형 등 어떤 지표가 있나요? 치매 위험도는 성격이나 생활패턴, 환경 등에 의해 달라지는지 궁금합니다.

A9 유전적 요인도 있지만 생활습관의 영향이 큽니다

유전도 하나의 요인으로 추정되고 있지만, 일상적으로 사람을 만나 대화하고 교류하며 두뇌를 많이 사용하면 치매 발병은 늦출 수 있습니다.

치매 발병은
두뇌 사용과 관계있나요?

　　　　　　　　치매의 가장 큰 위험인자는 나이입니다.
그러나 치매 발병률이 높아지는 85세가 되더라도 치매에 걸리는
사람이 있고 그렇지 않은 사람이 있습니다. 그 차이는 무엇일까요?
　치매에 걸리기 쉬운가, 아닌가를 결정짓는 하나의 요인은 유전
적 소인입니다.
　부모가 근시였다면 자녀들도 근시로 될 확률이 높다고 하듯, 자
식들도 부모의 체질을 많이 물려받습니다. 치매의 경우도 마찬가
지여서 부모님이 치매에 걸리면 자녀도 치매에 걸리기 쉽습니다.
이러한 사실은 지금까지 많은 환자의 가족력을 체크해온 경험으
로 알 수 있습니다.
　뿐만 아니라 두뇌를 많이 사용하는 사람이 치매에 잘 안 걸린다
는 것도 알 수 있습니다. 저는 치매가 이미 발병한 환자만 봐 왔기

때문에 단정 지을 수는 없지만, 치매 환자의 경우 두뇌를 많이 사용하는 사람이 병의 진행이 느리고, 두뇌를 그다지 사용하지 않는 사람은 병의 진행이 빠른 편입니다. 발병에 있어서도 두뇌를 많이 사용하는 사람의 발병 연령이 늦어지는 것으로 나타났습니다.

85세 이상은 거의 모두 알츠하이머형 뇌 변화가 나타납니다. 그렇다고 모두 질병으로 진행되는 건 아닙니다. 치매로 진행되는가 그렇지 않은가는 두뇌 사용 여부와 관련 있습니다.

사람과의 교류에서
두뇌는 풀가동됩니다

'머리를 사용한다'고 하면 얼핏 전문적 공부나 연구를 하는 등 뭔가 지적인 활동에 힘쓰는 것만을 생각하기 쉽습니다. 물론 그러한 활동이 머리를 쓰는 것이라는 사실은 틀림없습니다. 젊었을 때 문장력이 뛰어난 사람일수록 나이 들어 치매가 잘 발병되지 않는다는 연구 보고가 있을 정도입니다. 그렇다고 해서 '머리를 사용하지 않았기 때문에 치매에 걸린 것이다'라고 단정 지어 말할 수는 없습니다. 치매에 걸린 사람은 지적 활동을 그다지 하지 않았다고 결론을 내리는 것은 큰 잘못입니다.

미국의 레이건 전 대통령이나 영국의 대처 전 수상도 치매에 걸렸습니다. 치매 연구의 제1인자라고도 할 수 있는 정신과 전문의 하세가와 카즈오 씨도 자신이 치매에 걸렸다는 사실을 2017년에 공표했습니다. 이들은 누구보다 지적 활동을 많이 했던 사람들입니다. 이들처럼 보통 사람보다 두뇌를 더 많이 사용하는 사람도 치매에 걸립니다. 이들이 그 정도로 머리를 사용하지 않았더라면 훨씬 빨리 치매가 발병했을지도 모릅니다.

사람과의 교류 활동도 머리를 쓰는 것이라고 할 수 있습니다. 자세한 설명은 제3장에서 하겠습니다. 사람을 만나 대화를 한다는 것은 언뜻 보기에 아무것도 아닌 것 같지만, 이 시간만큼은 두뇌가 풀가동됩니다. 이때 뇌는 자극을 받아 활성화됩니다.

그런 의미에서 사교적이고, 밖에 나가는 것을 좋아하고, 친구나 지인이 많아 항상 즐겁게 서로 대화하는 생활을 계속하는 사람은 치매에 잘 걸리지 않는 편입니다. 이와 반대로 고립되어 사람과 관계 맺지 않는 생활을 지속하면 치매에 걸리기 쉽다고 할 수 있습니다.

2장

치매에 걸리면
어떻게 되나요?

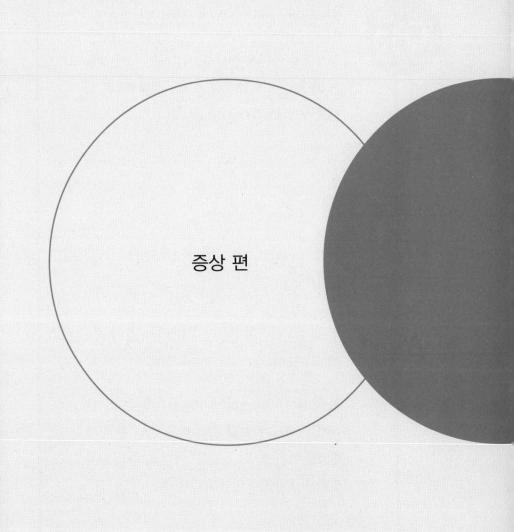

증상 편

Q10 치매 검사에는 어떤 것이 있나요?

치매인지 아닌지 진단하는 검사는 어떤 것들이 있나요? 이러한 치매 검사는 절대적으로 신뢰할 수 있는 건가요?

A10 신경심리학검사, 인지기능 평가 등이 있습니다

치매 검사의 방법에는 신경심리학검사와 인지기능 평가가 있습니다. 이중 어느 한 가지만으로 확진을 내리는 것은 아니고, 다른 검사 결과를 종합해서 진단을 내립니다.

두 가지 주된
신경심리학검사가 있습니다

치매가 의심되어 의료기관에서 진료를 받으면 반드시 신경심리학검사를 실시합니다. 간단한 질문에 답을 하거나 동작을 해보게 함으로써 검사를 하는데, 다음과 같은 것들입니다.

• 하세가와식 치매 검사(HDS-R) : 스스로 치매에 걸렸다고 밝힌 일본의 정신과 전문의 하세가와 카즈오가 중심이 되어 개발한 검사로, 개발자의 이름을 따서 '하세가와식 치매 검사'라는 이름이 붙었습니다. 보통 시간, 장소, 상황이나 환경 등을 올바로 인식하는 능력인 지남력이나 기억력을 테스트하는 것으로, 모두 9개의 질문으로 이루어져 있습니다. '오늘은 몇 월 며칠입니까?', '나이는 몇 살입니까?', '지금 있는 장소는 어디입니까?' 등과 같

은 것을 환자에게 물어봅니다.

• 간이 정신상태 검사(Mini Mental State Examination: MMSE) : 지남력이나 기억 등을 확인하기 위해 몇 가지 질문에 간단한 말로 대답하는 한편, 글자를 읽고 그림을 그리는 등 단순한 작업이나 간단한 계산을 하게 하는 검사입니다. 1970년대 미국에서 개발해서 현재 세계적으로 가장 많이 활용되고 있습니다.

이상 두 검사 방법은 모두 일반 고령자 중에 치매 환자를 가려내는 것을 목적으로 합니다. 이 가운데 한 가지 검사 결과만으로 치매인지 아닌지를 진단할 수는 없습니다. 의료 현장에서는 여러 개의 신경심리학검사를 시행하고, 이들 결과를 종합적으로 살펴 최종적으로 진단을 내리게 됩니다.

새롭게 개발된
치매 테스트, 캔디(CANDy)

위의 두 검사는 높은 신뢰성과 타당성이 있다고 이미 검증이 되었지만, 사실 이들 검사 방법에는 문제점도 있습니다. 모든 문항에는 반드시 정답과 오답이 있으므로 질문을 받은 사람은 자신의 능력이 시험당하고 있다는 것을 분명히 느끼게 됩니다. 이러한 탓에 검사에 저항감을 느끼는 사람이 있습니다. 그래서 2016년에 새롭게 고안된 것이 '일상 대화식 인지기능평가(CANDy)'입니다. 일상 대화에서 인지기능을 평가하는 방법으로 하세가와식 치매 검사처럼 치매 증상을 가려내는 테스트입니다(역자주 : CANDy는 Conversational Assessment of Neurocognitive Dysfunction의 줄임말이지만, 후보자를 뜻하는 Candidate의 어간과 같은 것으로 치매 의심 후보자를 테스트한다는 의미도 들어있습니다).

무엇인가 물어도 정확한 것을 생각해내지 못한다, 대답의 내용이 애매모호하다, 반응이 느리다, 상대방 말의 표면적인 의미만을 받아들인다…. 치매가 발병하면 대화할 때 앞에 열거한 치매 특유의 특징이 나타나게 되어 원만한 대화가 이루어지지 않습니다.

여기에 착안해서 개발된 치매 테스트 방법이 '캔디(CANDy)' 검사입니다. 캔디는 치매 환자와 1문 1답 형식이 아닌 자유로운 대화를 통해 치매 진단을 하는 일상 대화식 인지기능 평가입니다. 대화 속에서 치매 환자의 15가지 특징이 얼마나 나타나는지 그 출현 횟수를 평가합니다.

캔디 검사의 장점은 무엇이 정답·오답인지 모르며, 그래서 응답자가 자신의 능력을 평가받는다는 저항감을 전혀 느끼지 못한다는 점입니다. 상대방을 잘 알고 있다면 직접 대면해서 대화하지 않더라도 평가가 가능합니다. 이런 점에서 캔디는 기존의 검사 방법에는 없는 많은 이점이 있다고 평가받고 있습니다. 정밀도 또한 높은 것으로 알려져 요즘 주목을 받고 있습니다.

물론 캔디 하나만으로 진단할 수는 없고, 다양한 검사가 함께 이루어져 종합적인 진단이 내려집니다.

일상 대화식 인지기능 평가 CANDy

1) 대화 중 같은 것을 반복해서 질문한다.

2) 말하고 있는 상대에 대한 이해가 명확지 않고 모호하다.

3) 어떠한 말을 하더라도 관심을 나타내지 않는다.

4) 대화 내용의 폭이 좁다.

5) 질문을 받더라도 대답하지 않고, 얼버무리거나 얼렁뚱땅 넘기려 한다.

6) 말이 이어지지 않는다.

7) 말을 빨리 끝내고 싶어 하는 인상을 준다.

8) 대화 내용이 막연하며 구체성이 없다.

9) 쉬운 단어로 바꾸어 말하지 않으면 전달되지 않는 편이다.

10) 핵심을 말하지 못 한다.

11) 최근의 시사 뉴스나 화제를 이해하고 있지 않다.

12) 현재 시간이나 날짜, 계절 등을 모른다.

13) 앞으로의 계획을 모른다.

14) 대화의 양에 비해 정보량이 적다.

15) 말이 점점 빗나가 끝에 가서는 다른 얘기가 되어버린다.

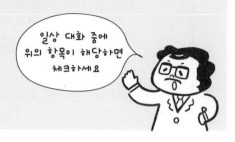

Q11 치매 진단을 할 때 뇌 검사도 하게 되나요?

뇌의 위축도 치매의 원인이라고 합니다. 치매 진단을 할 때 뇌 영상 촬영도 실시하나요?

A11 뇌 영상으로 뇌의 기질적 상태를 알아봅니다

MRI를 비롯한 영상진단으로 뇌의 기질적 상태를 알 수 있지만, 이것만으로 진단을 내리지는 않습니다.

뇌 영상과 신경심리학검사를
종합해서 진단합니다

　　　　　　　　뇌의 영상진단을 크게 나누면 MRI처럼
뇌의 형태를 관찰하는 형태 영상진단과 뇌 스펙트 검사(SPECT)
처럼 뇌의 기능을 관찰하는 기능 영상진단의 두 종류가 있습니
다. 뇌의 형태를 관찰하는 MRI에서는 뇌의 핏덩어리, 종양 유
무, 경색이나 출혈 유무를 확인하고, 응급하게 치료를 요하는 질
환(만성 경막하 혈종, 뇌종양, 두부 외상, 뇌출혈, 뇌경색 등)을 발
견할 수 있습니다. 치매는 이러한 질환에 의해서 발생할 수도 있
으므로, MRI를 통해 치매 증상도 확인하고 뇌의 위축 정도도 알
수 있습니다.

뇌의 기능이 떨어지면 혈류도 저하됩니다. 뇌 스펙트 영상으로
는 뇌혈류 상태를 알 수 있습니다. 이 영상에서 혈류 저하가 확인
된 부위는 그 부위의 기능이 떨어졌다고 할 수 있습니다. 치매는

종류에 따라 뇌가 장애를 입은(뇌 기능이 저하된) 부위도 다릅니다. 다시 말해 뇌 스펙트 영상에서 뇌혈류 저하 패턴이 확인되면 그 자체로 치매 원인과 치매 종류를 진단하는 데 도움이 됩니다.

　이상과 같이 뇌 영상진단에서 알 수 있는 건 어디까지나 뇌의 상태입니다. 뇌의 어디에, 어떠한 변화가 일어났는지 확인할 수 있습니다. 그러나 그게 어느 증상과 관련되는지, 어느 증상이 생활에 어떠한 지장을 초래하는지 등등을 연결 짓는 건 어려운 일입니다.

　결론적으로 뇌 영상만으로는 확실하게 치매 진단을 내리기가 쉽지 않습니다. 현재 일본에서는 하세가와식 검사 등 몇 종류의 신경심리학검사와 뇌 영상진단을 종합적으로 판단해서 치매 진단을 내리고 있습니다.

치매 검사의 종류와 특징

치매 검사의 종류		특징	진단 방법
신경심리학 검사	하세가와식 치매 검사	지남력(시간, 장소, 상황 등을 올바로 인식하는 능력)·기억력 테스트	오늘은 몇 월 며칠인지, 나이는 몇 살인지, 지금 있는 장소는 어디인지 등 9개의 질문으로 이루어진다.
	간이 정신 상태 검사	지남력·기억력 확인을 위한 질문에 간단한 말로 대답하게 하는 검사	글자를 읽고 그림을 그리는 등 단순한 작업이나 간단한 계산을 하게 한다.
	CANDy	일상적인 대화를 통해 인지기능을 평가하는 방법	1문 1답 형식이 아닌 자유로운 대화 속에서 치매 환자의 15가지 특징이 얼마나 나타나는지 출현 횟수 평가
뇌 영상 진단	MRI	뇌의 구조 관찰	뇌경색, 뇌출혈, 두부 외상 등 뇌 관련 질환을 통해 뇌의 위축 정도와 치매 증상 확인
	뇌 스펙트 검사 (SPECT)	뇌의 기능 관찰	뇌 혈류 상태와 패턴을 확인함으로써 치매의 원인과 치매의 종류 진단

Q12

치매 증상은 기억장애 외에 어떤 것이 있나요?

치매라면 가장 먼저 떠올리는 것이 건망증이나 집을 못 찾고 떠돌아다니는 배회입니다. 그밖에 또 어떤 증상이 있는지 자세히 알려주세요.

A12

중핵 증상과 주변 증상으로 크게 나뉩니다

치매 증상으로는 뇌가 장애를 입어 일어나는 기억장애와 지남력장애 등의 '중핵 증상'과 이로 인한 배회나 망상 등의 '주변 증상'이 있습니다.

같은 유형의 치매라도
증상은 제각각입니다

치매 증상은 '중핵 증상'과 '주변 증상'으로 나뉩니다. 치매 원인은 뇌의 신경세포 기능에 장애가 생기는 것으로, 이로 인해 일어나는 것이 중핵 증상이며, 중핵 증상이 계기가 되어 나타나는 것이 주변 증상입니다.

중핵 증상의 발생 시기와 정도는 개인차가 있지만 같은 유형의 치매라면 기본적인 중핵 증상은 공통으로 나타납니다. 반면 주변 증상은 뇌 기능 저하로 인해 직접적으로 생기는 것이 아니고 심신의 스트레스나 주변 환경, 본인의 성격 등 여러 요인이 복잡하게 얽혀 나타납니다. 이 때문에 같은 유형의 치매라 하더라도 사람에 따라 나타나는 증상은 제각각입니다. 여러 증상이 나타나는 사람이 있는가 하면, 전혀 나타나지 않는 사람도 있어 개인차가 큰 것이 특징입니다.

대표적인 중핵 증상,
기억 · 지남력 · 판단력장애

• 기억장애 : 자신이 경험한 사건이나 과거 기억이 사라지는 장애입니다. 초기에는 비교적 최근에 일어난 일이 기억나지 않게 되고, 시간이 흐르면서 생각나지 않는 게 서서히 늘어납니다. 새로운 게 기억나지 않아 몇 번이나 같은 것을 되묻게 된다든지 또는 물건을 여기저기서 찾기도 합니다.

증상이 진행되면서 어린 시절 등 오래된 기억조차 사라지고, 자신이 태어난 곳이나 생년월일 등 자신이 당연히 알아야 할 걸 모르게 되며, 마지막에는 가족의 얼굴이나 이름도 잊게 됩니다.

• 지남력장애 : 자신이 처해 있는 상황과 환경을 이해하는 능력을 '지남력'이라고 합니다. 지남력에 장애가 오면 '오늘이 몇 월 며칠인가?', '지금 몇 시야?', '내가 어디에 있지?', '누구하고 말하고 있지?' 등조차 모르게 됩니다.

증상이 진행되면 외출했을 때 자신이 어디에 있는지 모르게 되어 길을 잃게 되고, 심하면 화장실이라는 공간조차 착각해서 다른 곳에서 배설하기도 합니다. 또한 계절 감각이 없어져서 여름에도 두꺼운 양복을 입는다든지 에어컨을 켜지 않고 더운 방에서 틀어박혀 지내는 일도 있습니다. 여기서 더 심해지면 가족 등 가까운 사람조차도 몰라보게 되는 상황까지 이르게 됩니다.

• 사고 · 판단력장애 : 일상생활이나 일에 대해 정확한 판단을 할 수 없게 되며, 눈앞의 일에 어떻게 대처하면 좋을지 망설이거나, 상황에 맞는 행동을 하는 게 힘들어집니다. 예를 들면 쇼핑한 식품을 냉장고에 넣을 때 같이 산 세제도 한꺼번에 넣는다거나, 계절이나 날씨, 장소 등에 맞춰 옷을 코디하지 못해 계절에 맞지 않는 복장을 한다거나, 양복의 위아래 조합이 엉망이 되기도 합니다.

• 언어기능장애 : 듣고, 말하고, 읽고, 쓰고 하는 언어기능을 잃어버리게 됩니다. 말수가 줄어들고, 하더라도 짧게 끝나며, 여태까지 잘하던 유창한 대화가 불가능해지고, '이거', '저거', '그거' 등의 지시대명사 사용이 늘어납니다.

증상이 진행되면 문장을 읽을 수는 있으나 내용을 이해하지 못

하고, 다른 사람의 말을 듣고 있더라도 의미를 모르게 됩니다. 단어는 이해할 수 있지만 말하는 기능에 장애가 생겨서 들은 말을 그대로 따라 하지 못하기도 합니다.

• 엉뚱한 행동 : 신체적 문제는 없는데도 이전에 잘하던 행위를 못 하게 되는 상태를 말합니다. 구체적으로는 양복을 거꾸로 입는다거나, 단추를 잘 꿰지 못하거나, 무엇에 사용하는지 그 용도를 알면서도 가위나 칫솔 등 일상용품의 사용방법을 모르게 되는 일이 일어납니다.

• 몰라보는 증상 : 시력이나 청력 등 감각기능장애가 없는데도 상대방을 몰라보는 일이 일어나게 됩니다. 마주앉은 사람의 얼굴을 빤히 보고 있으면서도 누구인지 몰라보며, 항상 사용하는 물건인데도 무엇인지 알지 못하는 일이 빈번하게 일어납니다. 인터폰이나 전화벨 소리와 같은 익숙한 소리도 무슨 소리인지 모르는 경우도 있습니다. 이 때문에 인터폰이나 전화벨 소리를 듣더라도 무슨 소리인지 모르기 때문에 받을 수 없거나 응답을 할 수 없습니다.

대표적인 주변 증상,
배회 · 폭력 · 폭언

  전문가들은 주변 증상을 BPSD(Behavioral and Psycholog-ical Symptom of Dementia = 행동 · 심리증상)라는 영어 약자로 말하는데, 이제 이 단어도 보편화되었습니다. 주된 증상은 다음과 같습니다.

  • 억울 · 무기력 : 마음이 가라앉아 그 어떤 것도 할 기분이 나지 않는다거나, 주변에 일어나는 일에 흥미나 관심이 적어진 상태를 말합니다. 구체적으로는 외출을 하지 않고 집에만 틀어박혀 있기 일쑤이며, 사람을 만나려 하지 않고, 좋아하던 일이나 취미를 잃게 되며, 책이나 신문에 손을 대지 않게 됩니다.

  • 망상 : 자주 있는 일은 '도둑 망상'입니다. 지갑이나 통장을 잘 놔뒀으면서도 그걸 까맣게 잊고 "누가 훔쳐갔다"고 하기도 합니다.

• 불안 · 초조 : 가만히 있지 못하고 안절부절못합니다.

• 환각 : 실제 존재하지 않는데도 불구하고 생생하게 보인다든지 들린다든지 하는 상태를 말합니다. "방안에 아이가 있다", "손님이 오셨다"라는 식으로 말하는데, 막상 가족이 확인을 해보면 아무도 없는 일이 자주 일어납니다.

• 배회 : 집안이나 밖에서 돌아다니는 것을 말합니다. 끊임없이 돌아다니기 때문에 아무런 목적도 없이 배회한다고 생각하기 쉽지만, 그러나 본인에게는 대부분 목적이 있습니다. 집안에서 돌아다니는 건 화장실이나 자기 방을 몰라 찾고 있는 것입니다. 자꾸만 밖으로 나가려는 것은 지금 있는 장소가 자기 집이 아니라고 굳게 믿고 집으로 돌아가겠다는 생각을 하기 때문이거나, 자신은 아직 현역이라고 여겨 예전 직장으로 가려고 하기 때문입니다.

• 수면장애 : 불면과 낮에 졸린 증상이 나타납니다. 밤 수면시간이 줄어들고 낮에는 거의 자고 있는 등 밤낮이 바뀌는 현상을 보입니다. 낮과 밤이 역전된 수면장애는 수면 리듬의 혼란이나

지남력장애로 인해 주야 구분이 안 돼서 일어나는 증상입니다.

• 폭력 · 폭언 : 감정이 예민해져서 사소한 일에 스위치가 켜지면서 폭력을 휘두른다든지 폭언을 쏟아내는 일이 있습니다. 자존심에 상처를 입거나, 욕구가 충족되지 않거나, 심한 불안감을 느끼는 등 뭔가에 스트레스가 쌓였을 때 일어나는 경우가 많습니다.

• 식사행동장애 : 뇌의 식욕중추에 손상이 일어나면 공복감이나 포만감을 느끼지 못하게 되며, 식사 거부나 과식 증상이 나타나는 경우가 있습니다. 또한 냄새나 맛을 모르게 된다든지, 또는 그 냄새나 맛이 의미하는 것을 이해하지 못하게 된다든지 하여 먹을 수 없는 것을 입에 넣는 일도 있습니다.

이상이 주된 주변 증상입니다. 그러나 이미 설명했듯이 주변 증상이 나타나는 확률은 기껏해야 10% 정도에 불과합니다. 필요 이상으로 불안에 떨지 않는 것이 현명하며, 주위의 사람이 대하는 태도나 약물에 따라 개선되는 일도 많으므로 전문의와 상담하는 것이 중요합니다.

Q13 치매를 스스로 자각할 수 있나요?

치매에 걸리면 정신줄을 놓아버리는 것으로 알고 있는데 실제로 그런가요? 치매에 걸린 사람이 스스로 치매라는 것을 자각할 수 있는지요?

A13 경증 단계에서는 질병에 대한 인식이 있습니다

아직 증상이 가벼운 단계에서는 '내가 치매에 걸렸구나'라는 인식이 있으며, 그런 생각을 다른 사람에게 표현할 수도 있습니다.

자신을 치매 환자라고
선언하는 사람이 늘고 있습니다

예전에는 치매 환자 자신이 치매에 걸렸다는 사실을 자각하는 경우가 드물었고, 그렇게 고통스러워하는 것 같지도 않았습니다. 치매는 나이 들면서 인지기능이 자연스럽게 저하되는 과정에서 발병하기 때문에 본인은 물론이고 주위에서도 눈치채기 어렵고, 알아차렸을 때는 이미 치매가 한창 진행되어 환자 본인이 자기표현을 할 수 있는 상태가 아니었던 것이 그 이유라고 생각합니다.

그러나 2004년부터 치매에 대한 일반인의 인식에 큰 변화가 일어납니다. 그해 일본 교토에서 열린 '국제 알츠하이머병 협회' 국제회의에서 치매를 앓는 젊은 남성이 자신의 상태와 심리상태를 밝힌 적이 있었습니다. 이것을 계기로 '치매 환자 자신은 아무것도 모른다'는 그때까지의 상식이 뒤집혔습니다. 이때부터 자신을 치매 환자라고 밝히는 사람이 늘어났고, 치매에 대한 이해가 조금씩 높아졌습니다.

이러한 분위기가 널리 퍼지면서 오늘날에 와서는 '경증 치매 단계에서는 자신이 질병에 걸렸다는 사실을 인지한다'는 사실이 일반 상식으로 인식되기에 이르렀습니다.

여기에는 정신과 전문의이자 치매 연구의 제1인자이기도 한 하세가와 카즈오 박사의 역할이 컸다고 생각합니다. 앞서 말했듯이 그는 2017년 10월에 자신이 치매 환자라는 것을 공표했으며, 이후 여러 장소에서 스스로 경험한 것과 자신의 생각을 토로하기도 했습니다.

그는 '치매에 걸리고 나서 처음으로 알게 된 것'이라는 제목의 어느 잡지 인터뷰에서 "슬플 때는 슬프게, 즐거울 때는 즐겁게 느끼는 건 보통 사람과 똑같다. 치매에 걸렸다고 해서 아무것도 모르게 되는 건 아니다"라고 말했습니다.

카즈오 박사는 치매에 대한 편견을 없애기 위해 요즘도 여러 곳을 다니며 강의를 계속하고 있습니다. 그러면서 그는 "나를 본보기로 해서 '치매는 숨겨서는 안 되는 것'이라는 인식이 확산되었으면 한다"고 호소합니다.

하세가와 카즈오 박사는 치매에 대한 사람들의 인식이 바로잡
히길 바라면서 부지런히 강연을 다니고 있습니다.

Q14 치매에 걸리면 성격이 나빠지나요?

치매에 걸리면 갑자기 화를 낸다거나 성격이 나빠지고 제멋대로인 경우가 많다고 들었어요. 정말 그런가요?

A14 사소한 일에 분노해 화가 폭발할 수 있습니다

사소한 일에 분노의 스위치가 켜지면서 갑자기 폭언을 하는 경우가 있는데, 주로 자존심이 상하거나 해서 못 참게 되는 것이 원인입니다.

사회적 인지기능이 떨어져
자기중심적으로 변합니다

치매의 종류 중 '전두측두형 치매'라는 것이 있습니다. 이 유형의 치매는 타인에 대한 배려가 불가능해 주위의 상황을 고려하지 않고 제멋대로 행동하는 증상이 나타납니다. 이 때문에 겉모습만 보고 '성격이 변했다', '성격이 나빠졌다'라고 느끼기도 합니다.

이 유형에만 국한하지 않고 치매에 공통적으로 해당되는 현상은 사회적 인지기능(사람과의 교류나 사회생활을 영위하는 데 필요한 인지기능)이 떨어지기 때문에 타인의 심리를 헤아려가면서 적절한 행동을 취하기가 어려워진다는 것입니다. 그 결과, 자기중심적 행동이 두드러지게 나타납니다. 이 때문에 '치매에 걸리면 성격이 나빠진다'는 이야기가 나오는 것이겠지요.

게다가 치매가 진행되면 폭언 등의 문제행동이 나오기도 합니다. 사람이면 누구나 화를 내게 되지만, 보통은 화를 억제하고 밖으로 표출되지 않도록 마음을 다스리면서 삽니다. 하지만 치매 환자는 감정을 억누르기 힘들어 본인 마음에 들지 않으면 감정이 즉시 드러나게 됩니다. 사소한 일로 분노의 스위치가 켜지면서 갑작스럽게 화를 내거나 이성을 잃기 쉽게 되는 것입니다.

그러나 이유가 없는 것은 아닙니다. 치매 환자가 화를 내는 건 자존심이 상하게 되거나 심한 불안감을 느껴 스트레스를 받기 때문입니다. 치매 환자는 지금까지 가능했던 일이 줄어드는 걸 깨달으면서 초조함과 불안감을 느끼기 시작합니다. 하지만, 자존심은 잃지 않기 때문에 자신의 존재감이 부정되거나 어린애 취급을 당하는 등 자존심이 짓밟히는 느낌이 들면 폭발하게 되는 것입니다.

성격이 좋아지는 사람도 있습니다

치매에 걸리면 성격이 '첨예화'되는 경향이 있습니다. 원래 갖고 있는 성격적 특징이 두드러지게 나타나는 현상입니다. 첨예화가 진행하면 망상 경향이 심해지기도 합니다. 대부분 '도둑 망상'으로, '돈이나 물건을 도둑맞았다'고 소동을 일으키는 겁니다.

예를 들면, 보통 사람들은 '챙겨둔 돈이 사라졌다'는 생각이 들면 '내가 넣어둔 곳을 착각하고 있나?', '돈을 쓴 건가?', '챙겨뒀다고 생각했는데 아니었나?' 하는 식으로 자신의 기억을 되돌아보면서 사실관계를 검증합니다. 이런 과정을 통해 '도둑맞은 건가?'라는 처음의 가설이 착각이었다는 것을 인식하게 됩니다.

하지만 치매가 진행되면 검증은커녕 감정을 조절하기가 어렵게 되고, 평소 의심이 많은 성격이라면 의심이 증폭되어 본격적인 망상으로 변해갑니다. 그래서 "네가 도둑질했지?"라는 식으로 단정 짓고 소동을 일으킵니다. 성격의 첨예화가 일어나면 원래 의심이 많았던 성격은 이처럼 '도둑 망상'이 나타나고, 질투심이 있던 사람은 질투가 더 심해지며, 성격이 비뚤어진 사람은 더 비뚤어지게 되고, 까다로운 사람은 더 고집 센 사람이 됩니다.

'치매에 걸리면 성격이 나빠진다'고 생각하는 것은 성격의 첨예화와 관계가 있습니다. 원래 온화한 사람이라면 천진난만한 모습이 더 두드러지듯, 성격의 첨예화는 한편으로는 좋은 결과를 가져오기도 합니다. 치매가 진행되면서 방긋방긋 웃으며 행복한 모습을 보이면 '성격이 좋아졌다'는 평을 듣기도 합니다.

Q15

치매 환자들이 사기를 잘 당한다면서요?

노인들 중 너무나 태연히 의심 한 번 하지 않고 쉽게 보이스피싱 사기를 당하는 사람들이 있습니다. 치매 경향이 있는 사람들이 주로 사기를 잘 당하나요?

A15

판단력이 떨어져 사기를 당하기 쉽습니다

금융사기 피해자가 반드시 치매증이 있다고 할 수는 없습니다. 그러나 치매 초기에 사기를 당할 가능성은 많습니다.

치매가 진행되면
인식의 견고함이 심화합니다

보이스피싱 등 금융사기에 걸려든 노인들의 피해가 끊이질 않습니다. 보이스피싱 사기가 사회적으로 문제가 되면서 언론에 수없이 보도되고, 정부와 은행 등 각종 단체에서 피해 사실을 알리며 홍보를 하는데도 여전히 많은 사람들이 쉽게 사기를 당하고 있는 현실이 안타깝습니다.

단정 지어 말할 수는 없지만, 사기를 잘 당하는 사람들의 유형은 어느 정도 파악할 수 있습니다. 사기를 잘 당하는 사람은 일단 정착된 이미지나 익힌 방법을 쉽게 바꾸려 하지 않는 습성이 있습니다. 이것을 '인식의 틀이 견고하다'고 하는데, 보통 노인일수록 더 심해지는 경향이 있습니다.

치매 환자는 질병이 진행하는 만큼 인식의 견고함도 심화합니다. 인식이 견고하다는 것은 첫인상을 쉽게 바꾸지 않는다는 것과 같은 의미입니다. 즉, 전화 상대방의 첫인상이 손자나 아들 같다고 생각되면 끝까지 그 생각을 바꾸지 않고 너무나 쉽게 상대방의 말을 그대로 믿는 것입니다.

종합적 판단력이 떨어지는 것도 원인입니다

보이스피싱 등 금융사기에 피해를 당하는 건 종합적 판단력이 떨어지는 것과도 관계가 있습니다.

나이가 들면 자연스럽게 판단력이 점점 떨어지는데, 치매에 걸리면 판단력 저하 현상이 더 두드러집니다. 종합적 판단력이란 직면한 문제에 대하여 그동안의 경험이나 다른 사람의 조언 등을 참고로 해서 대응하는 능력을 말합니다. 하지만 치매일 경우 종합적 판단능력이 떨어져 직면한 문제를 전체적으로 바라볼 수 없게 됩니다.

치매 환자는 기억장애도 있습니다. 주위에서 단단히 주의를 주고 당부해도 까맣게 잊어버립니다. 이 때문에 아주 쉽게 사기에 걸려듭니다.

보이스피싱 사기를 당하는 건 초기 치매에 많은 편입니다. 사기꾼들이 손자나 자녀 이름을 들먹이며 전화를 해서는 "사고가 나서 돈이 필요하다"고 이야기를 하면 '큰일이네, 빨리 돈을 입금하지 않으면 안 되겠군'이라는 생각에 사로잡혀 버립니다. 게다가 치매 초기 단계에 기억력이 떨어지고 있어서 그전에 들었던 주의사항도 잊어버리고 판단력이 저하되어 쉽게 사기를 당하는 것입니다.

Q16 조용한 치매 환자에게는 말을 걸지
말아야 할까요?

치매에 걸리면 말수가 줄어들고 조용해진다
고 하던데 이런 경우에는 말을 걸지 않는 것
이 좋은가요?

A16 말수가 줄었더라도 말을 걸어주는
것이 좋습니다

치매에 걸리면 성격이나 행동이 소극적으로
변하게 됩니다. 일반적으로 말수도 줄어들
지만 말하고 싶지 않은 것은 결코 아닙니다.

말수가 줄어드는 건
대화가 잘되지 않기 때문입니다

알츠하이머형 치매를 비롯한 대부분의 치매는 뇌의 노화 현상이므로 대부분의 치매 환자는 발병 전보다 얌전해집니다. 외출을 하지 않고 방에 틀어박혀 있는 등 행동은 물론이고 성격적으로도 소극적으로 되며, 말수도 점점 줄어드는 것이 일반적입니다. 물론 이 가운데는 폭언이나 폭행 등으로 주위를 힘들게 하는 사람도 있지만, 그러한 문제행동이 나오는 것은 이미 말했듯 전체의 10%에 불과합니다.

치매에 걸리면 말수가 줄어드는 건 대화를 잘할 수 없기 때문입니다. 치매 환자는 뭔가 질문을 받으면 정확하게 기억나지 않거나 방금 들은 것을 잊어버리거나 해서 애매한 대답을 합니다. 혹은 복잡한 대화를 이해할 수 없거나 뭘 하고 싶은지를 물어도 스스로 판단할 수 없는 경우가 많습니다. 그래서 뭘 물어봐도 무조건 "네"라고 대답하거나 묵묵히 가만히 있기 일쑤입니다.

이렇게 되면 주변 사람들은 '어차피 못 알아듣는 것 같은데'라거나, '대화가 안 되네'라고 생각해 점점 말을 걸지 않게 됩니다. 이처럼 대화가 어긋나 커뮤니케이션이 잘 되지 않습니다.

치매에 걸리면 완곡하게 에둘러 말하는 것이나 비유 등을 잘 알아듣지 못하고, 본인 스스로도 이런 대화법을 구사할 수 없게 됩니다. 상대방이 우회적으로 말하는 것을 이해하지 못하고 자신의 생각만을 직설적으로 쏟아냅니다. 그 결과, '제멋대로인 사람'이라는 오해를 받기도 합니다. 치매 환자가 다른 사람과의 교류를 원만하게 유지하지 못하는 것은 이런 오해의 악순환 때문입니다.

치매 환자에게도
말을 거는 것이 좋습니다

치매 환자는 상대가 하는 말을 잘 알아듣지 못하고, 자신이 하고자 하는 말을 잘 전달하지 못합니다. 그래서 치매 환자와 이야기를 나누다 보면 상대방은 화가 나게 되고, 점점 관계가 멀어집니다.

이러한 일이 반복적으로 일어나면 타인과 이야기할 기회가 줄어들고 치매 환자는 고독에 빠지기 쉽습니다. 그러나 그들은 결코 외로움을 좋아하지 않습니다.

사람과 이야기하고 싶지 않은 건 아닙니다. 치매 환자의 대화의 특징을 알고 훈련을 쌓은 사람이 말을 걸면 놀라울 정도로 말이 많아지는 사람도 많습니다. '말을 하고 싶지 않은가 봐', '아무것도 모르네'라는 식으로 선입견을 갖고 치매 환자에게 말을 걸지 않는 건 마음의 빗장을 바깥에서 걸어 잠그는 것과 같습니다. 그렇게 되면 점점 대화는 없어집니다.

치매 환자에게는 계속해서 말을 걸어주는 것이 좋습니다. 대화를 할 때는 조금이라도 그들에게 다가가도록 배려합니다. 치매 환자는 새로운 것을 기억하지 못하고 가까운 과거의 일은 금방 잊어버립니다. 하지만 옛날 일은 잘 기억하고 있기 때문에 최근의 일을 물을 것이 아니라 어린 시절의 추억을 화제로 삼아 이야기를 나누면 대화가 잘 이어집니다.

이런 식으로 치매 환자의 마음을 잘 헤아려 대화하고 기분 좋게 만들어준다면 문제행동이 줄어들 수 있습니다. 치매 환자에게 있어 커뮤니케이션은 그 어느 것보다 중요합니다.

Q17 치매 환자는 겉으로는 행복해 보이는데 실제로 그런가요?

치매 노인 중에는 늘 소리치면서 화만 내는 사람이 있는가 하면, 방긋방긋 웃으며 온화한 표정을 짓고 다니는 사람도 많은 것 같아요. 이런 분들은 행복해 보이기까지 하는데 실제로 그런가요?

A17 행복한 치매 환자도 많습니다

치매의 특성상 생각하기 싫은 일은 잊을 수 있어서 성격이 점점 밝아지는 사람도 많습니다. 기억을 못 한다는 것이 어떤 면에서는 행복하다고 해야겠지요.

치매가 진행되면 대부분 밝아집니다

병이 진행되어 중증 치매가 되면 행복해 보이는 사람이 많습니다. 요양기관에서 노인 치매 환자를 만나보면 치매가 진행될수록 점점 밝아지는 것을 알 수 있습니다. 이런 사람들은 온화한 모습으로 즐거운 듯 늘 방긋방긋 웃고 있어 정말 행복해 보입니다.

치매에 걸리는 것을 지나치게 두려워하는 사람이 많지만, 치매는 행복한 측면도 있습니다. 치매에 걸리면 과거의 힘들었던 기억은 물론이고 바로 전에 일어난 안 좋은 일도 잊게 됩니다. 기억에 남는 것은 주로 즐거웠던 일, 행복했던 때입니다. 이런 추억을 대화의 주제로 삼으면 주변 사람들과의 교류도 원만해지고 안정되기 때문에 즐겁게 사람들을 사귈 수 있습니다.

치매는 자신에게 좋지 않았던 기억을 바꿔버리기도 합니다. 이같은 맥락에서 자신을 지지해주고 보호해주는 사람에게 미안한 마음이나 자책감도 없기 때문에 아무렇지도 않은 태도로 천연덕스럽게 마주할 수 있습니다. 이런 사람을 싫어하는 사람은 없습니다. 늘 방긋방긋 웃는 사람은 사랑을 받습니다.

가벼운 치매라면 자신이 잘하는 것이나 좋아하는 것을 보란 듯이 해냄으로써, "할아버지, 대단하시네요" 같은 칭찬을 듣는 경우도 있습니다. 이렇게 되면 더더욱 기분이 좋아져 주위에서도 사랑받고 자신도 행복한 마음으로 지낼 수 있습니다.

치매는 신이 내린
선물이라는 말도 있습니다

가까운 사람이 치매에 걸려 괴로웠던 경험이 있을 겁니다. 자연히 갈등도 생깁니다. 하지만 환자 본인이나 가족들이 치매를 받아들이고 희망을 놓지 않는 한 행복하게 지내는 치매 노인이 더 많다는 사실을 기억할 필요가 있습니다. 치매라고 해서 다 잃는 것이 아니라 치매이기 때문에 오히려 행복할 수 있습니다.

치매에 걸리면 지금까지 긴 인생에서 만난 수많은 상처와 부끄

러운 일, 마음 상한 일 등 좋지 않은 기억을 모두 잊게 됩니다. 즐거웠던 일, 행복했던 일, 사랑한 사람이나 좋아했던 사람 같은 것들은 오히려 기억에 더 오래 남습니다. 다만, 아무리 치매가 진행되고 있어도 학대당하거나 바보 취급을 받거나 하면 환자는 확실히 불쾌한 감정을 느낍니다. 치매가 진행되는데도 불구하고 괴로운 얼굴을 하고 있다면 주위의 대응이 좋지 않았을지 모릅니다. 이런 일만 없다면 보통은 치매가 심해져도 행복하게 지냅니다.

'치매는 신이 내린 선물이다'라는 말도 있는데, 이 말에 전적으로 동감합니다. 사람은 누구나 죽음에 대한 두려움과 불안감을 갖고 살아갑니다. 노인이 되면 인생을 달관할 것 같지만 실은 그렇지 못합니다. 죽음이 가까워지고 있다고 생각하면 젊었을 때보다 두려움과 불안감이 더욱 커집니다. 치매는 이러한 죽음에 대한 두려움이나 불안감도 줄여줍니다. 치매에 걸리면 죽음에 대한 부정적인 마음이 누그러져 불쾌함도 잊고 웃는 얼굴로 이 세상을 떠날 수 있습니다.

이처럼 치매는 우리에게 더할 나위 없는 멋진 선물을 안겨줍니다. 그런 점에서 '치매는 신이 내린 선물이다'라는 말도 어느 정도 일리가 있는 말이라고 봅니다.

Q18 치매 환자가 식사를 거부하는 경우도 있나요?

치매 환자는 먹은 사실을 기억 못 하고 아무 때나 무엇이든 먹으려고 한다는 얘기를 많이 합니다. 그래서 치매 환자들은 과식을 많이 한다는데, 이와 반대로 잘 먹지 않는 경우도 있나요?

A18 안 먹거나 못 먹는 경우도 있습니다

치매 환자 중에는 어떻게 먹는지 모르거나 잘 넘기지 못하기도 합니다. 여러 가지 원인으로 식사를 거부하는 치매 환자도 있습니다.

'식사 거부'는 치매의
주변 증상 중 하나입니다

　　　　치매에 걸리면 식습관에 이상이 생기기도 합니다. 금방 먹은 것을 잊고 계속해서 음식을 먹으려는 이른바 과식 행동이 대표적입니다.

치매 환자는 뇌의 식욕 중추에 손상을 입어 포만감을 잘 느끼지 못하므로 '먹어도 먹어도 계속 먹는' 증상이 나타납니다. 따라서 저칼로리 음식으로 포만감을 느끼게 하면 과식은 거의 치료됩니다.

식사를 거부하는 치매 환자도 있습니다. 치매 환자뿐 아니라 노인은 활동량이 적기 때문에 식욕이 생기지 않는 경우가 많습니다. 한두 끼 정도 거르는 정도라면 별문제 없지만 이러한 상황이 계속된다면 치매의 주변 증상으로 꼽히는 식사 거부가 의심됩니다.

중증 치매 환자가 식사를 거부하는 원인 중 하나는 눈앞에 놓인 것이 음식물이라는 인식을 못 한다는 점입니다. 인간은 시각 ·

청각·촉각·후각·미각의 오감을 작동시켜 상황을 파악하는데, 치매 환자는 이러한 감각에 대한 인식 저하로 '실인(失認)'이라는 증상이 생깁니다. 자신 앞에 놓인 것이 먹는 건지 어떤 건지 모르기 때문에 입에 대지도 않을 가능성이 있는 것입니다.

어떻게 먹는지 먹는 방법을 잘 모르는 것도 식사 거부의 원인입니다. 치매 이전에는 당연하게 할 수 있던 행동을 할 수 없게 되는 '실행(失行)', 즉 행위 상실이라는 증상이 나타납니다. 밥만 먹지 않거나, 국에는 손을 대지 않는 등 특정한 것만 먹지 않는 경우는 먹는 방법을 잊었기 때문으로 생각할 수도 있습니다. 음식을 먹으려다 순간적으로 손을 멈춰 당황하는 모습을 보이면 실행일 가능성이 높습니다. 이런 증상은 중증 이후에 나타납니다.

강요하지 말고
먹도록 노력하는 것이 중요합니다

치매 환자는 집중력이 지속되지 않고 주변 환경의 영향을 받기 쉽습니다. 이 때문에 작은 환경 변화나 자극만으로도 식사를 할 상황이 아니라는 인식이 생깁니다. 테이블 높이가 맞지 않거나, 조명이 어둡거나, 주위가 시끄럽거나 하는 등 아주 사소한 일에도 신경이 쓰입니다. 마음 놓고 맛있게 먹을 수 있는 환경이 아니면 주의가 산만해져서 식사 거부로 이어지기까지 합니다.

그밖에도 틀니가 맞지 않거나 위 아랫니가 어긋나는 등, 구강에 문제점이 있는 경우 식사 거부의 원인이 되기도 합니다. 식사 거부의 배경 중에는 음식이나 음료가 잘 삼켜지지 않는 '삼킴장애'가 숨어 있는 경우도 있습니다. 음식물을 넘길 때 사레들리는 것이 불쾌해서 먹는 게 싫어지는 것입니다.

식사 거부가 계속되면 주위 사람들은 이유를 불문하고 어떻게 하든지 먹도록 강권합니다. 그러나 주위 사람들의 이러한 행위로 인해 치매 환자는 식사시간 자체가 불쾌하게 여겨져 오히려 식사 거부가 더 심해지는 경우도 있습니다.

노인이 되면 에너지 필요량이 줄어들기는 하지만 그렇더라도 식사량이 적으면 영양부족이 되기 쉽습니다. 그 결과, 생명 유지가 힘들어지고 감염증에 걸리기도 쉬우므로 식사 거부는 심각한 문제입니다. 결코 무리하게 강요하지 말고 먹을 마음이 생기도록 다양한 방법을 찾는 것이 중요합니다.

Q19

치매 환자의 속마음을 알고 싶어요

치매 환자는 자신의 변화를 느끼고 불안해
하거나 할 수 없는 일이 늘어나 스스로 한심
하다고 생각하기도 하나요? 치매 환자의 속
마음을 알고 싶습니다.

A19

치매 초기에 불안, 자책 등 부정적 감정에 시달립니다

치매 초기라면 자신의 변화에 눈치를 채고
불안해한다든지, 인지기능이 생각대로 되지
않아 아주 답답함을 느낍니다.

여러 가지 부정적인
감정으로 괴로워합니다

치매 초기에는 건망증이 심해지거나 판단력이 떨어지거나 해서 자신에게 뭔가 이변이 일어났다고 느낍니다. '나에게 무슨 일이 일어나고 있는 건가', '앞으로 어떻게 되는 될까?' 하는 생각으로 불안해서 견딜 수 없게 되기도 합니다. 치매에 걸리면 사람들과의 커뮤니케이션이 잘되지 않고 교류도 잘 이루어지지 않아 외로움을 느끼기도 합니다.

예전에는 당연하게 할 수 있었던 일을 이제 할 수 없게 되면서 '어떻게 이런 것도 못 하게 됐지?'라며 바보가 된 것 같아 스스로 한심하다는 생각이 들기도 합니다. 아울러 가족으로부터 주의받는 일이 늘어나면서 굴욕감을 느끼는 경우도 있습니다.

'가족에게 폐를 끼쳐 미안하다', '지금까지 그래왔던 것처럼 가족에게 도움이 되고 싶다'라고 생각하지만, 결국 도움이 되지 못

하고 폐만 끼치는 자신을 발견하고 안타까움을 느끼며 답답해합니다.

치매에 걸리면 '인지 자원'이 줄어듭니다. 인지 자원이란 주의, 집중, 자제 등 뇌가 활동할 때 사용하는 두뇌의 여유, 다시 말해 인지기능이 작동하는 범위를 말합니다. 이런 인지 자원이 줄어들면 보통 사람이 다섯 가지 기억할 수 있는 것을 두 가지밖에 기억할 수 없으며, 보통 사람이 동시에 세 가지를 할 때 하나밖에 할 수 없는 상황이 됩니다. 이 때문에 스스로 안타까워하며 한심하다는 생각에 사로잡히기도 합니다.

치매 환자는 줄어든 인지 자원을 최대한 사용하므로 가용할 인지 자원의 여유가 별로 없습니다. 생각한 대로 인지기능이 작동하지 않아 답답해하고 자책하는 마음이 들기도 합니다. 이런 상황에서 할 수 없는 것이나 못 하는 것에 대해 책망을 듣거나 재촉받거나 뭔가 강요당하거나 또는 어린애 취급을 당하거나 하면 마음 한가운데에 불쾌한 마음만 남게 되고, 그것이 스트레스가 되어 문제행동으로 이어지기도 합니다.

치매 증상이 나타나는 초기에는 이런 여러 가지 부정적인 감정에 시달리며 괴로워합니다. 이때 주변에서 어떻게 대하느냐에 따라 증상이 심해지기도 하고 병의 진행이 늦춰지기도 합니다. 그렇기 때문에 가족들이 세심히 관찰하며 이해하고 배려하는 것이 중요합니다.

Q20 낮에 꾸벅꾸벅 조는 것도 치매 증상 인가요?

적극적이고 활발하던 아버지가 요즘 낮에 졸려 하는 모습을 자주 보입니다. 수면 부족 도 아닌데 낮 동안 내내 꾸벅꾸벅 졸고 있어 치매로 의심됩니다.

A20 치매의 주변 증상 중 하나입니다

밤에 푹 자는데도 낮에 꾸벅꾸벅 존다면 '경 면 경향'의 가능성이 있습니다. 이건 가벼 운 의식장애의 일종으로 치매의 주변 증상 일 수 있습니다.

노인들의 단순한 졸림과는
다른 경우입니다

　　　　　　노인들이 낮에 꾸벅꾸벅 조는 모습을 흔히 볼 수 있습니다. 젊고 건강하더라도 밤 수면이 부족하면 낮에 졸기도 하는데, 노인들이 꾸벅꾸벅 조는 것은 수면 부족으로 인한 단순한 졸림과 다른 '경면 경향'이 의심됩니다.

　'경면'이란 경증의 의식장애 중 하나입니다. 말을 걸거나 가볍게 어깨를 두드리거나 하는 등의 약한 자극에도 깨어나고 부르는 소리에도 반응하지만, 그대로 두면 다시 잠이 드는 현상입니다. 경면 경향은 약물 부작용, 내과 질환, 만성 경막하 혈종, 탈수 등 여러 가지 원인이 있는데, 노인이라면 치매의 주변 증상 중 하나로 의심해볼 수도 있습니다.

　치매증에서 경면 경향이 나타나는 것은 무기력과 관련이 있습니다. 치매 초기에는 무기력 상태가 될 수 있는데, 이게 원인이 되어 깨어있어야 할 낮에 뇌의 흥분작용이 제대로 일어나지 않아 경면 경향이 심해지는 것입니다. 이와 함께 노인성 우울증의 가능성도 염두에 둘 필요가 있습니다.

어쨌든 밤에 푹 자는데도 불구하고 낮에 내내 꾸벅꾸벅 조는 모습을 보이면 경면 경향을 의심할 수 있습니다. 그러나 밤에 자지 않고 대신 낮에 꾸벅꾸벅 존다면 경면이 아니라 낮과 밤의 수면 리듬이 바뀐 것일 수 있습니다.

일반적으로 노인들은 깊은 잠을 자지 못하는데, 치매 환자는 이런 현상이 더 심합니다. 그래서 수면이 더 얕아지고 다양한 수면장애가 일어납니다. 한참을 뒤척이면서 잠들지 못하거나 깊은 잠을 자지 못해 밤중에 여러 번 깨는 사람이 엄청 많습니다. 중증 치매의 경우 지속적으로 1시간 이상 잠을 자지 못하는 사람도 많습니다.

치매의 핵심 증상 중 하나로 자신이 있는 장소나 날짜, 시간을 모르는 지남력장애가 있는데, 이 또한 수면을 방해하는 원인이 됩니다. 자신이 어디에 있는지 몰라서 불안한 마음에 집안을 이리저리 돌아다니기도 하는데, 이는 결과적으로 수면 부족으로 이어집니다.

이러한 야간 불면으로 치매 환자는 낮잠이 늘면서 낮과 밤이 바뀐 불규칙한 생활 리듬에 빠지게 됩니다. 이런 경우 수면유도제로 효과를 보는 경우가 많으므로 시도해볼 필요가 있습니다. 그렇지 않으면 간병인이 감당할 수 없어 쓰러질지도 모릅니다.

3장

치매를 늦추는
22가지 방법

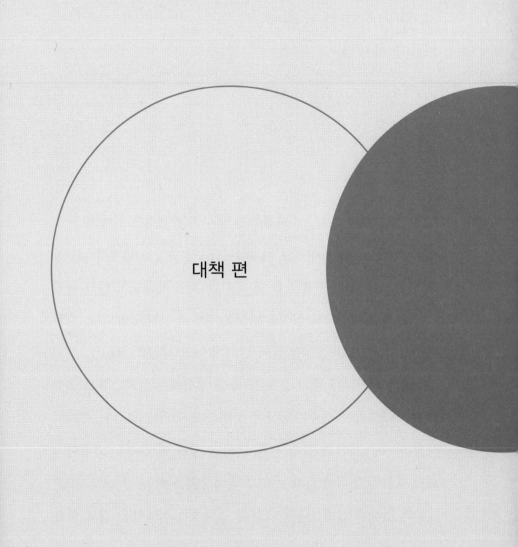

대책 편

식사는 '생선보다 육류'에
비중을 둡니다

'육류는 몸에 나쁘고 생선은 몸에 좋은 건강식'이라는 것이 상식처럼 되었습니다. 이 주장은 세계적으로 통용됩니다. 이런 탓에 젊었을 때 고기만 찾던 사람도 나이가 들면서 육류에서 생선으로 식성을 바꾸는 경우가 적지 않습니다. 그러면서 스스로 건강식을 잘 찾아 먹고 있다고 자위합니다.

확실히 정어리나 꽁치 같은 등 푸른 생선에는 혈액순환을 돕는 DHA, EPA라는 필수지방산이 풍부하게 들어있습니다. 그러니 생선을 자주 먹으려는 건 전혀 잘못된 것이 아닙니다. 그렇다고 해서 육류를 멀리하고 생선 위주의 식생활을 하는 건 어떨까요?

뇌의 건강을 고려한다면 육류를 멀리하는 식생활은 결코 좋다고 할 수 없습니다. 육류를 피하게 되면 뇌의 노화가 진행되어 치매 발병 위험을 높이기 때문입니다.

40대 이상 중년이 되면 우리 뇌의 신경전달물질인 세로토닌 분비가 줄게 됩니다. 세로토닌은 '행복 호르몬'이라고도 불립니다. 뇌에서 세로토닌이 분비되면 긴장이 풀어지고 표정이 밝아집니다. 세로토닌 호르몬은 쾌감이나 욕구를 담당하는 도파민과도 관계가 있습니다. 또한, 공포와 경악을 유발하는 흥분 물질인 아드레날린이라는 신경전달물질의 과잉 분비를 억제하기도 합니다. 그래서 정신적 안정이나 감정 조절에도 깊이 관여하고 있는 것으로 알려집니다.

이런 작용을 하는 세로토닌이 부족해지면 안절부절못하거나 불안에 빠질 위험이 증가해서 정신적으로 불안정해지기 쉽습니다. 심해지면 우울증을 유발하기도 합니다. 어떻든 세로토닌 부족이 뇌의 조기 노화를 부추기는 건 확실해 보입니다.

이제 세로토닌 분비량이 줄어드는 40대 이후에는 뇌의 노화가 가속화되는 것을 아시겠지요.

그렇다고 해서 전전긍긍하거나 포기할 것까지는 없습니다. 나이에 따른 세로토닌 감소를 어느 정도 억제하는 건 가능하기 때문입니다. 세로토닌 분비량 감소로 뇌의 노화에 속도가 붙는 것을 막을 수 있다는 것입니다.

구체적으로 어떻게 하면 좋을까요. 바로 고기를 먹어야 합니다. 세로토닌 분비를 늘리기 위해서는 분비를 촉진하는 재료를 부지런히 공급할 필요가 있습니다. 세로토닌의 재료가 되는 것은 트립토판이라는 아미노산입니다. 트립토판이 다량으로 포함된 대표적인 식품, 즉 육류를 섭취해야 합니다.

육류에 들어있는 콜레스테롤도 뇌의 노화를 좌우하는 물질입니다. 콜레스테롤을 몸에 안 좋은 것으로 알고 있지만, 실제로 콜레스테롤은 뇌의 세포막 재료가 될 뿐만 아니라, 세로토닌을 뇌로 운반하는 역할을 담당합니다. 게다가 뇌 내에 있는 세로토닌은 겉껍질 같은 것에 둘러싸여 보호되는데, 이 겉껍질이 콜레스테롤로 이루어져 있습니다.

다시 말해 트립토판이나 콜레스테롤이 부족하면 세로토닌의 정상적인 분비가 손상을 받아 결과적으로 뇌가 노쇠해질 가능성이 크다는 것입니다. '육류를 멀리한 식생활이 뇌의 노화를 진행해 결과적으로 치매 위험을 높인다'는 사실에 주목할 필요가 있습니다.

이 메커니즘을 이해한다면 콜레스테롤은 나쁘지만은 않으며, 뇌에는 오히려 좋은 면이 있다는 사실을 알 수 있을 것입니다. 그동안 우리는 콜레스테롤 수치가 높아진 것이 지방 과잉 섭취 때문이라고 믿고 '육식은 나쁜 것'으로 낙인을 찍었습니다. '노인들은 육류를 피하라'는 것은 낡은 사고방식입니다. 지금부터라도 나이 들수록 육식에 비중을 두는 식습관을 가져야 하겠습니다.

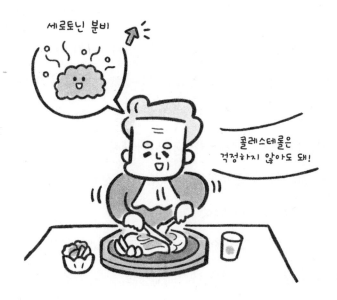

2

지나친 탄수화물 섭취는
주의하세요

　　　　　육류나 생선은 입에 대지 않는 사람이 먹을 수 있는 건 오로지 채소밖에 없습니다. 나이 들면서 완전하지는 않지만 거의 채식주의자처럼 되는 경우도 드물지 않습니다. 채소 중심의 식사가 무조건 건강에 좋은 듯하지만, 실제로는 일반식과 비교해서 뚜렷한 차이가 나타나지 않습니다. 그렇다면 이것저것 가리지 말고 동물성 단백질도 충분히 섭취하는 식습관을 갖는 것이 좋지 않을까요?

　우리 체내에는 필수 아미노산이 많이 있는데, 그중 하나인 메티오닌이 대사될 때 호모시스테인이라는 물질을 생성합니다. 이 호모시스테인이 알츠하이머형 치매의 원인인 아밀로이드 베타를 증가시킨다는 사실이 밝혀졌습니다.

실제 호모시스테인의 혈중농도와 인지기능과의 상관성에 대한 연구는 많이 있습니다. 대표적인 것이 2002년 발표된 미국 프레이밍검 심장연구입니다. 이 연구에 따르면 혈장 호모시스테인 농도가 14nM/mL를 넘으면 알츠하이머형 치매가 발병할 위험이 2배로 높아진다는 겁니다.

호모시스테인은 체내 대사과정에서 자연적으로 만들어지므로 우리가 살아 있는 한 그 자체를 없애는 건 불가능합니다. 그러나 대사과정을 통해 해롭지 않은 물질로 바꾸는 건 가능합니다.

여기서 필요한 것이 '대사 비타민'으로 불리는 비타민B군입니다. 비타민B군에서도 없어서는 안 되는 건 엽산과 비타민 $B_6 \cdot B_{12}$입니다. 엽산은 잎채소에 많이 들어있기 때문에 채소 중심 식생활을 하는 우리는 손쉽게 섭취할 수 있습니다. 그러나 비타민 B_6와 B_{12}는 육류나 달걀에 많이 들어있어 채식만으로는 부족해지기 쉽습니다. 따라서 치매를 예방하기 위해서는 육류를 비롯한 동물성 단백질을 듬뿍 섭취함으로써 대사과정에서 생성되는 호모시스테인을 억제할 필요가 있습니다.

체내에서 비타민B군을 효율적으로 활용하기 위해서는 동물성 단백질을 충분히 먹는 것과 동시에 탄수화물을 줄이는 것도 중요합니다. 비타민B군은 탄수화물 대사에도 관여하기 때문에 탄수화물을 많이 섭취하면 여기에 비타민B군이 동원되기 때문에 호모시스테인 대사를 원활하게 수행할 수 없습니다. 탄수화물을 적게 먹음으로써 비타민B군이 호모시스테인을 억제할 수 있게 도와야 합니다.

탄수화물을 많이 섭취하면 혈당치가 올라가고, 그만큼 많은 인슐린이 췌장에서 분비되어야 합니다. 우리 체내에는 인슐린을 분해하는 효소가 있는데, 이 효소는 아밀로이드 베타 분해에도 관여합니다. 그래서 인슐린이 대량으로 분비되면 여기에 힘을 쏟는 나머지 아밀로이드 베타를 분해하기에는 힘이 달리게 됩니다. 결과적으로 뇌에 원치 않는 아밀로이드 베타가 축적되기 쉽습니다.

이 일련의 대사과정을 통해 탄수화물의 과잉섭취는 치매 위험까지 높인다는 사실을 알 수 있습니다. 그렇다면 지나치게 탄수화물을 섭취하지 않도록 주의해야 합니다. 물론 이것도 정도의 문제입니다. 고혈당과 반대의 저혈당 또한 뇌에 손상을 입히기 때문입니다. 지속적인 저혈당 증상을 겪은 노인은 결과적으로 치매에 걸리거나 대소변실금까지 하게 됩니다. 이러한 이유로 경구용

약이나 인슐린 주사로 혈당치를 무조건 낮추는 치료는 오히려 큰 피해로 이어질 수 있습니다.

제가 예전에 2년간 근무했던 요쿠후카이 병원에서 시행한 뇌 부검 결과, 당뇨병이 없는 사람이 있는 사람보다 3배나 알츠하이머형 치매가 되기 쉽다고 밝혀졌습니다. 하지만 후쿠오카 현의 히사야마마치 병원에서 실시된 뇌 부검 연구에서는 이와 반대로 당뇨병이 있는 사람이 없는 사람에 비해 알츠하이머형 치매가 될 확률이 2배나 많았습니다. 이 두 의료기관에서의 부검의 차이는 무엇을 의미하는 걸까요? 히사야마마치 병원에서는 당뇨병 관리를 저혈당을 초래할 정도로 너무 엄격하게 꼼꼼히 한 나머지 뇌에 좋지 않은 영향을 미친 것이 아닌가 하는 추측을 해봅니다.

당뇨병 환자는 혈당치를 정상보다는 약간 높게 유지하는 편이 사망률을 낮춘다는 사실도 앞선 제 추측을 뒷받침합니다. 일반적으로 혈당의 정상치를 목표로 한 약물 투여는 제아무리 잘하더라도, 저혈당 시간대가 생기기 마련입니다. 당질의 과잉섭취도 문제이지만, 노인들은 과잉섭취를 너무 엄격하게 한 나머지 영양부족을 초래하기 쉬우므로, 오히려 어느 정도의 혈당치를 유지하는 것이 현실적으로 더 낫다고 생각합니다.

3

'이거', '저거', '그거' 같은
지시대명사에 의존하지 맙시다

나이가 들수록 사람 이름이나 사물의 명
칭을 바로바로 떠올리지 못하는 일이 늘어납니다. 뇌의 노화에
따른 자연현상이므로 어쩔 수 없다지만, 그렇더라도 말할 때마
다 '이거' '저거' '그거' 하는 식으로 지시대명사에 의존하는 습관
은 문제입니다.

아무리 생각해도 '그것'의 명칭이 떠오르지 않는 경우 지시대명
사를 사용하면 매우 편리하지요. 그게 '무엇'인지 생각해내려고
애쓰기보다는 "지난번 그거 어디 뒀지?"라고 그냥 지시대명사를
사용해서 말을 해버리는 게 훨씬 편합니다.

하지만, 편리성만 고려해 아무 생각 없이 곧바로 지시대명사에

만 의존하는 것은 좋지 않습니다. 생각해내는 노력을 게을리하게 되기 때문입니다.

뇌에서 기억을 끄집어낸다는 건 뇌의 출력계를 훈련시키는 겁니다. 이런 장점이 있는데도 불구하고 지시대명사를 남용함으로써 이 기회를 스스로 날려버리는 결과가 됩니다. 중년 이후 이런 경향이 두드러집니다. 뇌 기능은 사용하지 않으면 녹이 슬게 됩니다.

'이거', '저거', '그거' 같은 지시대명사가 대화 중에 늘어나면 뇌의 노화에 가속도가 붙었다는 증거입니다. 물건이나 사람 이름이 생각나지 않을 때는 바로 지시대명사를 사용하지 않고 생각하려는 노력이 필요합니다.

4

달걀과 콩의 가치에
주목하세요

우리 체내에는 기억 유지에 크게 관여하는 아세틸콜린이라는 신경전달물질이 존재합니다. 아세틸콜린의 심한 감소는 알츠하이머형 치매로 이어진다고 알려져 있으며, 실제 알츠하이머형 치매 환자는 뇌 내의 아세틸콜린이 줄어있다는 것이 밝혀졌습니다.

전 세계 최초로 시판된 알츠하이머형 치매약도 아세틸콜린 관련입니다. 즉 '알츠하이머형 치매증 관련 증상은 뇌 내의 아세틸콜린이 감소해서 일어난 게 아닌가'라는 가설을 바탕으로 해서 개발되었던 겁니다. 이 약은 아세틸콜린을 분해하는 효소의 작용을 억제함으로써 뇌 내의 아세틸콜린 농도를 높여주는 효능을 가지고 있습니다.

세로토닌과 마찬가지로 아세틸콜린도 나이와 더불어 분비량이 줄어든다는 사실을 알게 되었습니다. 트립토판을 확실하게 섭취함으로써 세로토닌 부족을 예방할 수 있듯, 아세틸콜린 또한 식재료를 적극적으로 보충함으로써 부족해서 나타날 수 있는 악영향을 예방할 수 있습니다. 실제 아세틸콜린의 재료를 듬뿍 섭취함으로써 치매 위험을 줄이는 것이 가능하다는 연구도 있습니다.

아세틸콜린의 재료가 되는 것은 콜린이라는 수용성 영양소인데, 단백질 함유량이 많은 식품에 들어있습니다. 특히 달걀노른자와 콩에 풍부합니다. 이들 식품은 육류와 똑같이 세로토닌의 재료인 트립토판이 많이 들어있다고 알려져 있습니다. 달걀은 물론이고 된장, 두부, 청국장 등의 콩류 제품은 우리에게 매우 친근한 식품입니다. 언제든 쉽게 먹을 수 있어서 그 가치를 모르고 지나기 쉽지만, 우리 식탁에 늘 오르는 음식의 가치를 다시 한번 생각하는 계기가 되었으면 합니다.

5

나이 들수록
카레를 먹어야 합니다

생명공학의 발달로 '치매를 근본 치료할
수 있는 약이 등장하지 않을까' 기대가 크지만 다국적 제약회사
에서 주도한 임상 실험은 모두 실패해 현재 치매 특효약이라 불
리는 신약은 나오고 있지 않았습니다. 2020년 일본 에이사이 제
약회사가 미국 FDA 승인을 목표로 하는 약이 있다고 발표했지
만 아직 불확실합니다. 승인되더라도 약값이 매우 비싸 환자들에
게 현실적으로 사용될 수 있을지 전망이 불투명한 실정입니다.

치매 신약 개발이 난항을 겪고 있기 때문에 식품으로 치매를 예
방하는 연구가 전 세계적으로 활발히 진행되고 있습니다.

이 가운데 최근 새롭게 주목을 받고 있는 것이 커큐민입니다.

커큐민은 카레에 들어간 향신료의 일종으로 강황에 포함된 성분입니다. 이 성분은 알츠하이머형 치매의 원인으로 꼽히는 아밀로이드 베타가 잘 쌓이지 않게 하는 작용이 있다고 알려졌습니다. 카레를 매 끼니 먹는 인도인은 미국인에 비해 알츠하이머형 치매 발병률이 4분의 1 정도로 낮다고 연구 결과 밝혀졌고, 커큐민을 혼합한 사료로 키운 실험 쥐는 알츠하이머형 치매 발생이 잘 일어나지 않는다고 보고되었습니다.

커큐민이 다량 포함된 강황은 한의학에서 '울금'이라고 하며 영어로는 '터메릭'이라고 하는데, 울금은 숙취 해소 음료로도 시판되고 있습니다. 숙취 해소를 하면서 알게 모르게 치매를 예방하고 있었던 것이지만 보다 많은 효과를 거두려면 카레를 통해 커큐민을 섭취하는 것이 좋습니다. 커큐민은 오일과 함께 섭취하면 흡수율이 높아지는데, 재료를 오일에 볶아 만드는 음식이 바로 카레이기 때문입니다.

아이들이 있는 가정에서는 카레 요리를 자주 하지만, 아이들이 커서 독립하게 되면 카레를 먹는 횟수가 눈에 띄게 줄어든다고 합니다. 치매 원인 물질인 아밀로이드 베타가 50대부터 축적되기 시작한다는 걸 고려하면 중년이야말로 카레를 먹어야 한다고 말할 수 있습니다. 카레를 싫어하는 사람은 강황 가루를 된장국에 넣는다든지, 볶음밥이나 국수에 섞어 드시는 것을 추천합니다.

　다만, 커큐민을 과잉 섭취하는 것은 간 손상을 일으킬 우려가 있으므로 주의해야 합니다. 카레를 좋아한다 하더라도 매일 먹기는 쉽지 않으며, 많아야 이틀에 한 번꼴로 즐길 수 있을 것입니다. 강황 가루라면 하루 한 숟가락 정도입니다. 숙취 예방 등으로 먹는 울금 드링크제라면 하루 하나가 기준입니다. 이 이상 먹거나 마시면 간에 부담이 될 수 있습니다. 특히 울금 드링크를 습관적으로 마시는 사람이나 간 기능장애가 있는 사람은 양이나 횟수를 조절해야 합니다.

6

수면 부족은 치매의 적,
하루 7시간은 자야 합니다

잠이 부족해 머리가 멍하고, 집중력이 떨어지며, 생각이 정리되지 않는 등의 경험은 누구에게나 있습니다. 이러한 경험에서 '잠 부족은 뇌에 나쁘다'고 막연하게나마 느끼게 됩니다.

수면이 부족하면 뇌 내의 아밀로이드 베타 축적이 일정량 이상으로 올라갑니다. 미국 국립 위생연구소 내 알코올 남용·의존증 연구소는 2018년 연구에서, 밤을 꼬박 새운 사람은 잠을 푹 잔 사람에 비해 다음 날 아침 뇌 내 아밀로이드 베타가 5% 증가한다고 밝혔습니다. 앞서 언급했던 것처럼 아밀로이드 베타는 알츠하이머형 치매의 원인으로 되는 물질입니다. 아밀로이드 베타가 늘어난다는 사실은 치매의 위험성이 그만큼 높아진다는 것입니다.

살아 있는 동안 우리들의 몸에는 노폐물이 생성됩니다. 뇌를 제외한 체내 노폐물은 림프관을 통해 혈액으로 흘러 들어가 마지막에는 소변을 통해 몸 바깥으로 빠져나갑니다. 이와 똑같은 시스템이 뇌에도 갖춰져 있어 뇌의 노폐물이 자동으로 배출됩니다. 이 기능은 뇌가 쉬고 있을 때, 즉 수면 중에 작동한다고 밝혀졌습니다. 수면시간이 적은 만큼 이 시스템이 작용할 시간이 줄어들고, 노폐물을 배출시키는 가동 시간 또한 축소됩니다. 결과적으로 뇌의 노폐물 중 하나인 아밀로이드 베타의 배출 효율도 낮아지게 됩니다.

하룻밤 사이에도 아밀로이드 베타는 증가하며, 만성적인 수면 부족은 악순환으로 이어집니다. 수면 부족이 몇 년간 계속되면 아밀로이드 베타가 축적되어 뇌의 손상이 커지고, 결국 치매 위험성이 높아집니다.

일본 후생노동성의 '국민건강·영양조사'(2018년)에 따르면 일본인의 하루 평균 수면시간은 6시간 미만이 약 40%로 나타났습니다. 수면시간이 6시간 미만이라고 응답한 사람들을 연령대별로 보면 남녀 모두 40대에서 가장 높은 비율을 보였으며(남성 48.5%,

여성 52.4%), 다음으로 50대가 뒤를 이었습니다(남성 44.9%, 여성 51.6%). 한창 일할 나이인 40대, 50대에 잠이 가장 부족하다는 것을 알 수 있습니다.

아밀로이드 베타는 나이 들면서 자연스럽게 축적되기 시작하는데, 여기에 수면 부족이 더해지면 가속력이 붙어 치매 위험률은 훨씬 높아집니다. 이러한 사실을 알고 나면 잠을 소홀히 할 수가 없을 겁니다. 밤에는 무조건 잠을 자야 하는 것이 정답입니다.

7

일기를 쓰면서
'뇌의 출력계'를 훈련합니다

흔히 사람은 감정부터 늙는다고 합니다. 노화를 내버려두면 몸이나 머리를 사용할 의욕이 떨어지고, 육체적으로 노쇠해질 뿐 아니라 뇌의 활성화가 떨어져 치매가 시작됩니다. 치매를 예방하기 위해서는 감정의 노화를 예방하는 것이 우선이라는 이야기입니다.

여기서 중요한 열쇠를 쥐고 있는 것은 뇌의 전두엽입니다. 인간의 뇌는 몇 개의 영역으로 나뉘어 제각각 수행하는 기능이 정해져 있습니다. 이 영역의 하나인 전두엽은 감정 조절, 자발성이나 의욕, 창조성 등을 담당하고 있습니다.

전두엽은 40대부터 위축되기 시작해 눈에 띄는 노화가 진행됩니다. 나이 들면서 감정 조절이 되지 않거나 의욕이 떨어지거나 창조성이 사라지는 것은 모두 뇌의 노화가 원인으로 지목됩니다. 이러한 뇌의 노화를 그냥 두면 치매 위험이 높아집니다. 바꾸어 말해 전두엽의 젊음을 유지할 수 있다면 치매 위험은 낮아진다고 하겠습니다.

전두엽의 젊음을 유지하기 위해서는 전두엽을 훈련할 필요가 있습니다. 여기서 키워드는 '입력계'보다 '출력계'입니다.

뇌에서 입력계에 관여하는 것은 측두엽입니다. 전두엽은 출력계에 해당합니다. 입력계는 기억을 담당하고, 출력계는 저장된 기억이나 정보를 뽑아내는 기능을 담당합니다. 따라서 출력계를 의식적으로 단련함으로써 전두엽 전체 기능의 활성화를 꾀할 수 있습니다.

뇌의 출력계를 단련하는 구체적인 방법은 여러 가지가 있지만, 일기를 쓰는 것도 그중 하나입니다. 매일 반복되는 일상을 보내다 보면 일기에 쓸 만큼 특별한 일이 없다고 생각할지 모르지만 평범한 나날 중에도 일기는 출력계를 트레이닝 할 수 있는 좋은 기회가 됩니다. 일기는 그날 하루 일어난 일을 적는다는 점에서 입력 작업이라 여기기 쉽지만, 사전에 무엇을 써야 할지 생각해

낸다는 점에서 출력 작업이라고도 할 수 있습니다. 평범한 하루라고 해도 반드시 생각하고 기록해두어야 하는 사건이 있을 겁니다. 일기를 작성하는 데는 인식의 출발이 그 무엇보다 중요합니다. 일기는 기억을 인출하는 훈련도 되며, 아울러 출력계를 단련하는 데도 도움이 됩니다.

반드시 긴 문장을 쓸 필요는 없습니다. 몇 줄이라도 좋습니다. 오늘은 누구를 만나 무슨 말을 했는지, 점심은 뭘 먹었고 맛있었는지, 출근길 차창 밖으로 뭘 봤는지…. 일상의 무엇이라도 좋은 것을 기억으로 끄집어내어 메모 정도로 적는 것만으로도 충분합니다. 일기는 적어두는 것이 아니라 적어내는 작업입니다. '사고 훈련'이라 여기고 반드시 실천해보세요.

8

뇌 기능을 위해
손글씨 쓰는 습관을 들입니다

컴퓨터나 스마트폰 보급으로 손으로 글
씨를 쓸 기회가 크게 줄어들었습니다. 손글씨에 자신 없는 사람
에게는 반가운 일이겠지만 그렇게 좋아할 일은 아닙니다. 뇌 기
능 면에서는 문명의 이기에 너무 의존하는 것은 생각해볼 문제
입니다.

손가락으로 컴퓨터 키보드나 스마트폰 자판을 누르는 것은 손
가락 끝을 움직이는 것일 뿐, 뇌를 사용하는 것은 아닙니다. 하
지만 손글씨는 펜이나 연필을 쥐고 손끝을 미세하게 움직이는 동
작입니다. 한글, 한자, 알파벳을 인식하는 뇌의 부위는 제각각
다릅니다. 손으로 글씨를 쓰면 무의식중에 문자를 적절한 위치

에 배치하기 위해 공간 인식력도 사용합니다. 결론적으로 손글씨는 컴퓨터나 스마트폰에 비해 사용하는 뇌의 범위가 훨씬 넓다는 것입니다.

문장을 쓸 때 가능한 한 손글씨를 권합니다. 요즘 세상에 비즈니스 서류를 손글씨로 쓰는 것은 무리일 겁니다. 그러나 회의나 사전모임에서 메모를 하는 것은 가능합니다. 최근에는 회의나 미팅에서도 노트북을 사용하는 사람이 적지 않지만 뇌를 생각한다면 메모는 손글씨로 하는 것이 정답입니다.

일상생활에서 메모를 할 기회가 없다고 하는 사람이라면 신문이나 잡지기사를 손으로 베껴 쓰는 것도 좋습니다. 종교인이라면 성경이나 불교 경전을 책을 필사하는 것도 좋은 방법입니다. 읽고, 머릿속으로 기억하고, 쓰는 단계에서 뇌를 사용하기 때문에 손글씨로 메모하는 것과 같은 효과를 기대할 수 있습니다. 앞에서 뇌의 출력계를 훈련하기 위해서는 일기를 쓰는 것이 좋다고 했는데, 일기도 손글씨로 기록하면 뇌를 트레이닝하는 데 더할 나위 없이 도움이 됩니다.

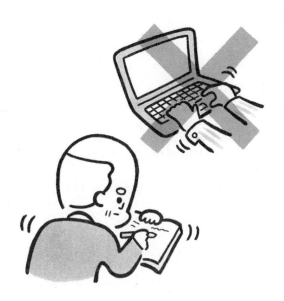

적극적으로
햇볕을 쬐도록 합시다

40대 이상이 되면 '행복 호르몬'이라 불리는 세로토닌의 분비량이 자연적으로 줄어듭니다. 뇌의 노화를 예방함으로써 치매 위험을 낮추고 싶다면 세로토닌의 분비를 늘려야 합니다. 세로토닌 분비를 촉진하기 위해서는 육류를 적극적으로 먹는 것과 함께 햇볕을 쬐는 것도 중요합니다.

밝은 햇살 아래 있으면 기분이 좋아지고 침울한 마음도 밝아집니다. 긍정적이고 미래지향적인 마음가짐이 됩니다. 햇볕을 쬐면 세로토닌의 분비량이 늘기 때문입니다.

겨울이면 마음이 가라앉고, 쉽게 피로하며, 의욕이 없어지는 등의 증상을 보이는 사람들이 있습니다. '겨울 우울증'이라 불리는 계절성 우울증입니다. 겨울에는 일조시간이 짧고 대부분 실내에서 틀어박혀 지내기 때문에 햇볕을 쬐는 시간이 아주 짧아지면서 세로토닌의 분비량이 줄어들게 됩니다. 호르몬 메커니즘에 따르면 세로토닌 부족은 우울증을 불러옵니다.

빛이 우리 뇌에 미치는 영향은 상당히 큽니다. 우울증 치료법의 하나로 광요법이라는 것이 있을 정도로 빛은 중요합니다. 인공적인 강한 빛을 일정 시간 쬐기만 해도 우울증은 치료됩니다. 특히 겨울 우울증을 개선하는 효과가 큽니다.

빛은 수면과 관련된 호르몬인 멜라토닌 분비량에도 영향을 미칩니다.

우리는 체내 리듬이 세팅되어 있습니다. 아침 햇빛을 받으면 활동적으로 생활하게 되고, 해가 저물어 어두워지고 밤이 깊어지면 평온한 분위기가 되어 잠을 자게 됩니다.

체내 리듬은 단순히 기분이나 감정의 문제가 아니라 멜라토닌의 작용과 큰 관계가 있습니다. 멜라토닌은 햇볕을 받으면 분비량이 줄어들면서 맥박, 체온, 혈압이 상승해서 활동적으로 됩니다. 반대로 밤이 되면 멜라토닌의 분비량이 늘어나면서 맥박, 체온, 혈압 등이 낮아져서 수면 준비에 들어가 잠들게 됩니다. 낮에 햇볕을 쬐면 멜라토닌의 분비량이 조절되어 인체 내 리듬은 정상적으로 유지됩니다.

하지만 밤낮이 바뀌거나 실내에 틀어박힌 생활이 계속되면 햇볕을 쬐는 시간이 적어져서 멜라토닌이 잘 분비되지 않고 체내 리듬이 깨지며 잠도 잘 못 잡니다. 머리는 멍해지고 기분도 활짝 펴지지 않습니다. 이러한 상태에서 뇌의 컨디션이 좋을 리가 없습니다. 수면 부족이 뇌의 노화를 가속화시키는 것입니다.

햇볕을 쬐는 생활은 매우 중요합니다. 특히 40, 50대가 되면 세로토닌이나 멜라토닌의 분비량이 뚜렷이 줄어들기 때문에 이 나이부터는 애써 햇볕을 쬐도록 해야 합니다.

오늘부터라도 낮에 밖으로 나가 일광욕을 하십시오. 직장 일에 매달려 있는 현대인에게 평일 점심시간의 산책은 사치일 수 있습니다. 그렇다면 잠자리에서 일어나자마자 커튼을 활짝 열어젖히고 창문을 통해 들어오는 햇살을 맞으면서 크게 기지개를 켜보세요. 휴일에는 베란다에 나가 커피를 마시는 것도 좋습니다. 잠깐이라도 좋으니 지금 당장 실천해보십시오. 눈부신 아침의 햇살을 받으면서 좋은 기분으로 하루를 시작하십시오.

치아 관리로
뇌를 건강하게 합시다

　　　　최근 구강 건강과 치매와의 관련성이 화
제가 되고 있습니다. 대부분의 치매 환자는 몸 관리를 제대로 해
야 한다는 지각을 잃어버림으로써 스스로 양치질이나 틀니조차
손질하지 못하게 됩니다. 그런 탓에 치매가 진행되면 대부분 입안
이 놀라울 정도로 더러워져 있다는 것을 발견하게 됩니다.

　그런데 치매 환자가 치과에서 구강 관리를 받으면 치매 증상이
크게 개선된다는 보고가 잇따르고 있습니다. 이 때문에 최근에
는 노인들이 다니는 의료기관이나 요양기관에서 구강 관리를 포
함시키는 곳이 늘고 있습니다. 정기적인 치아 관리를 받는 것이
치매의 예방·개선으로 이어진다는 것을 명심하시기 바랍니다.

구강 관리를 하는 가장 큰 목적은 치주균의 번식을 막는 것입니다. 치주균은 잇몸에 염증을 일으키는데, 이를 방치하면 머지 않아 치아나 잇몸이 엉망이 됩니다. 잇몸 질환은 물론이고, 당뇨병이나 심근경색 등 각종 전신질환을 일으키는 원인이 되기도 합니다. 그뿐만 아니라 알츠하이머형 치매의 원인이 된다는 설도 유력합니다.

잇몸병과 치매와의 관계는 매우 밀접하고도 중요합니다. 치주균의 독소가 잇몸에 염증을 일으키면 사이토카인이라는 염증 물질이 혈액 중에 흘러나오고, 이것이 뇌로 들어가면 뇌에서 아밀로이드 베타가 증가합니다. 아밀로이드 베타가 뇌에 축적되기 시작해서 치매가 발생하기까지 걸리는 시간은 약 25년이라고 알려져 있습니다. 조사결과 잇몸병이 발생하는 주 연령대는 45~54세로 밝혀졌습니다. 이 나이에 25년을 더하면 알츠하이머형 치매 발생이 급증하는 70대와 꼭 맞아 들어갑니다. 이러한 사실에서 치주균과 알츠하이머형 치매와의 관련성을 알 수 있습니다.

잇몸병이 진행되면 결국 이를 뽑지 않으면 안 되는 상황이 옵니다. 남아있는 치아 개수와 치매 발생률에도 상관성이 있다는 연구 결과가 있습니다.

일본에서 70세 이상의 노인들을 대상으로 조사한 결과에 따르면 뇌가 건강한 사람의 평균 치아가 14.9개인 데 비해 치매 의심 진단을 받은 사람은 9.4개에 불과했습니다. 다른 연구조사에서도 알츠하이머형 치매 노인의 남아있는 치아 개수가 건강한 노인에 비해 평균 3분의 1이었다는 결과가 나왔습니다. 게다가 같은 조사에서 알츠하이머형 치매인 노인은 건강한 노인보다 20년이나 빨리 치아를 잃었다는 게 밝혀지기도 했습니다. 이에 더해 이미 알츠하이머형 치매가 발생한 노인 중에 뇌 영상진단 결과, 잃어버린 치아 개수가 많으면 많을수록 뇌의 위축도가 높다는 결과도 나왔습니다.

치아가 있다는 사실은 음식물을 씹는 것이 가능하다는 의미입니다. 음식물을 치아로 잘 씹으면 한 번 씹을 때마다 뇌에 다량의 혈액이 흘러 들어갑니다. 혈액이 몰리면 뇌는 자극을 받습니다. 씹는 동작이 잘 이루어지면 뇌에 차례차례로 많은 혈액이 흘러 들어가면서 지속적으로 뇌에 자극이 가해집니다. 씹으면 씹을수록 뇌는 활성화되어 건강해집니다. 씹는 것만으로도 뇌 안에 혈액이 흘러 들어간다는 것은 뇌 안에 생성된 아밀로이드 베타를 씻어 보낼 수도 있다는 것과도 같습니다.

치아 건강이야말로 치매 예방을 위한 지름길이라고 강조하는 이유가 여기에 있습니다.

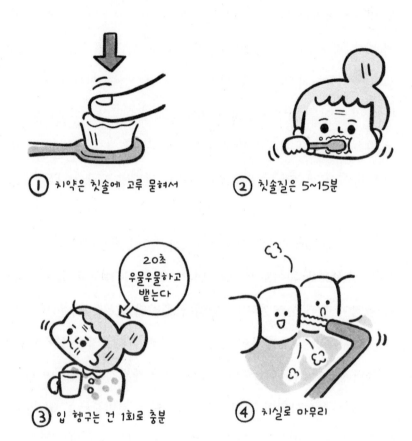

① 치약은 칫솔에 고루 묻혀서

② 칫솔질은 5~15분

③ 입 헹구는 건 1회로 충분

20초 우물우물하고 뱉는다

④ 치실로 마무리

'혀 돌리기' 운동으로
입안의 자정작용을 높입니다

꼼꼼한 칫솔질과 함께 반드시 습관을 붙이길 권하는 것은 '혀 돌리기' 운동입니다. 혀 돌리기는 입술을 닫은 채 혀끝으로 위아래 이의 겉을 크게 훑는 간단한 동작을 말합니다. 간단한 동작이지만 치주균을 비롯한 구강 내 나쁜 세균을 줄여줌으로써 치아를 지키는 효과가 기대됩니다.

혀를 돌리면 얼굴 주위에 있는 이하선, 악하선, 설하선이라는 타액선이 자극되어 대량의 침이 분비됩니다. 이것이 혀 돌리기의 가장 큰 효과입니다. 침에는 세정작용, 살균작용 외에 치석 발생 억제로 인한 치아와 점막의 보호 작용과 녹아내리는 치아 에나멜질을 회복시키는 재석회화작용 등 구강 플라크를 방지하는 여러

작용이 있습니다. 침이 제대로 분비되면 큰 구강 플라크는 생기지 않는다고 알려져 있습니다.

하지만 입으로 숨을 쉬거나 노화, 생활습관, 약물 부작용 등 여러 원인으로 침 분비가 잘 안 되는 경우가 있습니다. 침 분비량이 적으면 구강 내 나쁜 세균 덩어리가 늘어나기 시작합니다. 아무리 칫솔질을 정성껏 하더라도 침 분비량이 적어 구강 내 나쁜 세균이 늘어나면 뇌의 노화가 진행되어 치매 발생 위험이 높아집니다.

외출 시 식사 후 이를 닦지 못할 때는 물론이고, 그렇지 않은 평소에도 의식적으로 혀를 돌림으로써 침이 많이 분비되도록 하는 것이 좋습니다.

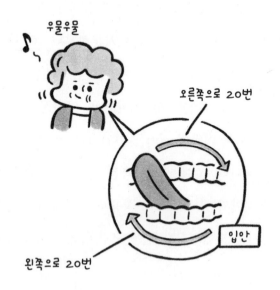

청력이 떨어지기 시작하면
보청기를 사용하세요

청력이 나빠지면 인지기능이 떨어진다고
알려져 있습니다. 이를 돌려 말하면 난청 진행을 막음으로써 인지
기능 저하를 억제할 수 있다는 것입니다.

청력 저하는 인지기능 저하로 이어질 수 있습니다. 이에 대해서
는 몇 가지 이론이 있는데, 가장 유력한 것 중 하나가 '인지 부하
가설'입니다.

귀가 잘 들리지 않으면 일상생활에서도 항상 주의해서 듣고자
노력해야 합니다. 그래서 한정된 '자원(의식이나 인지의 용량)'이
청각처리에 과도하게 사용됨으로써 인지 작업에 쏟아야 할 용량
이 부족하게 되고, 뇌 위축 등이 가속화되어 인지기능까지 저하

된다는 가설입니다.

또 하나 유력한 가설은 '캐스케이드 가설'입니다. '캐스케이드(Cascade)'라는 용어는 원래의 화학 분야에서 확장해서 다방면에 사용되고 있는데, 계단을 타고 흘러내리는 물을 연상하면 됩니다. 즉, 자연스럽게 이어지는 연속 과정을 말하는 데 응용됩니다. 이처럼 난청 하나가 캐스케이드 이론처럼 치매까지 이어진다는 겁니다. 난청이 초래하는 장애나 문제점이 직간접적으로 연결되면서 단계적으로 서서히 인지기능까지 저하되게 한다는 가설입니다.

귀로 들어온 소리는 고막에서부터 청각 신경을 통해 뇌까지 가서 뇌에서 처리됩니다. 하지만 귀로 들어오는 소리의 입력이 줄어들면 청각 신경의 활동 또한 저하되고 뇌의 신경에도 영향을 미쳐 인지기능 저하로 이어진다는 것인데, 이것이 직접적인 경로입니다. 간접적으로는 난청으로 인해 사람과의 의사소통이 줄어들게 되면서 자연스럽게 사회활동이 뜸해지고, 우울해지기도 하며, 차츰 사회적으로 고립됨으로써 인지기능의 저하로 연결된다는 가설입니다.

현시점에서 어느 가설이 유력한가 단정 짓기는 힘듭니다. 몇 가지 가설이 복잡하게 얽혀져서 난청과 인지기능 저하와의 관계가 설명되고 있습니다.

나이 들면서 귀가 잘 들리지 않게 된다면 망설이지 말고 보청기를 사용하는 것이 좋습니다. 예전에는 귀에서 느껴지는 기계음 또는 보청기로 인한 압박감과 이물감 때문에 보청기 끼는 것을 싫어하는 사람이 많았지만, 지금은 기술 발전으로 기계음도 줄어들고 성능 또한 많이 업그레이드되었습니다. 기계 자체도 압박감을 거의 못 느낄 정도로 소형화되었습니다.

덧붙이면 노인들은 귀지가 잘 쌓이는데, 이로 인해 난청이 되는 사람도 적지 않다고 합니다. 귀가 잘 들리지 않는다고 느끼기 시작하면 먼저 이비인후과에 가서 귀지를 청소하는 것이 좋습니다. 그리고 나서 이비인후과에서 청력을 확인한 다음 비로소 올바른 대책을 세워나가는 것이 순서입니다.

보청기를 끼거나 귀 청소를 함으로써 난청을 개선하면 결과적으로 치매 위험을 확실하게 억제할 수 있습니다. 물론 단순하게 보청기를 끼거나 귀 청소를 한다고 인지기능이 바로 개선된다는 것은 아닙니다. 청력이 개선됨으로써 가족이나 친구, 지인들과 대화를 즐길 수 있다는 사실이 무엇보다 중요합니다.

힘든 운동보다는
즐겁게 움직이는 것이 효과적입니다

정기적으로 운동을 하면 치매를 예방할
수 있습니다. 특히 걷기나 수영 등의 유산소운동은 뇌 기능 저하를
막는다는 연구 결과도 있습니다.

유산소운동 가운데서도 '걷기'를 추천합니다. 육체적 노화는 하
체와 허리에서 시작합니다. 일상생활에서 허리와 하체를 단련하
는 것은 매우 중요하며, 걷는 것이야말로 하체 단련의 기초이자
효과적인 훈련입니다. 걷기는 허리와 다리를 튼튼하게 할 뿐만 아
니라 심폐기능을 높입니다. 땀을 내고 수분공급을 함으로써 대사
기능이 높아지고, 적당한 운동은 식욕을 돋우기도 합니다.

단순히 걷기만 하는 것보다는 여유로운 산책이 좋습니다. 산책

하다가 길가의 나무나 꽃들을 발견하면 잠시 멈춰서 아름다움을 느껴보기도 하고, 분위기 있는 카페나 레스토랑에서 차 한 잔을 하며 잠깐 쉬었다 가거나 음식을 맛보는 것도 좋습니다. 또는 서점에 들러 책을 뒤적이다 보면 뭔가 새로운 발견이 있을지도 모릅니다. 이런 것들이 모두 전두엽의 노화를 예방하는 길입니다.

한가롭게 걷다 보면 좋은 아이디어가 떠오를 수도 있습니다. 뇌는 재충전되고, 즐거움이 넘치며, 딱 좋을 정도로 자극되어 더 젊게 살 수 있습니다.

산책이 아니어도 좋습니다. 중요한 건 움직인다는 것입니다. 인간은 움직임으로써 끊임없이 뇌에 자극이 가해져 뇌가 활성화됩니다. 쇼핑을 하고, 미술관에 가고, 카페에 가서 사람을 만나고, 책방에서 마음에 드는 책을 고르고, 취미 동아리에 참가하는 등 자신이 좋아하는 것을 위해 이곳저곳 돌아다니다 보면 뇌에 적당한 자극이 가해집니다.

'좋아하는 것을 위해 돌아다니는' 습관을 권장합니다. 싫어하는 것을 굳이 할 필요는 없습니다. 좋아하는 것을 즐기면서 움직이면 뇌에도 좋고 육체에도 좋습니다. 이런 이미지를 스스로에게 심어두면 뇌가 젊어지는 데 훨씬 도움이 됩니다.

14

콜레스테롤이나 비만에
너무 신경 쓰지 마세요

콜레스테롤은 몸에 나쁘다고 생각하는 것이 상식처럼 되었습니다. 이 글을 읽는 독자 여러분도 거의 모두 이렇게 알고 있을 겁니다. 확실히 나쁜 콜레스테롤은 내장 지방이 축적된 대사증후군 진단기준의 하나에 들어갑니다. 게다가 대사증후군은 비만, 당뇨병, 고혈압, 고지혈증과 합쳐지면서 동맥경화를 앞당기는 역할을 합니다.

이러한 이유로 대사증후군은 물론, 콜레스테롤을 적대시하는 경향이 있습니다. 그러나 콜레스테롤이 무조건 나쁜 것만은 아닙니다. 앞에서도 언급한 것처럼 콜레스테롤은 뇌를 비롯한 몸의 세포막 구성성분 중 하나입니다. 즉, 콜레스테롤이 부족하게 되면 세포막 재생이 잘 이루어지지 않아 노화가 진행됩니다.

콜레스테롤이나 대사증후군에 신경 쓴 나머지 '이것은 안 돼', '저것도 안 돼'라며 엄격한 식사 제한으로 욕구불만이 되면 뇌는 건강을 유지할 수 없습니다. 맛있는 식사와 술을 즐기는 가운데 뇌는 그 쾌락을 기억해서 건강하게 됩니다. 금욕적으로 식사를 제한하면서 조심스럽게 살기보다는 먹고 싶은 것을 먹고 마시면서 행복한 기분으로 사는 편이 뇌에는 좋습니다.

나이가 들어 중년기에 이르면 '중년 비만'이 되기 쉽습니다. 젊었을 때는 그렇게 먹어도 살이 찌지 않았는데 어느덧 나잇살이 붙은 몸매를 보면 한숨이 나오는 사람도 있겠지만, 이러한 일에 신경 쓸 필요가 없습니다.

사람은 어느 정도 나이가 들면 근육이 쇠퇴하면서 기초대사가 줄어들기 때문에 살이 찌기 쉽습니다. 지나친 비만은 문제지만 살이 불어난 느낌 정도라면 무리하게 다이어트를 하지 않는 편이 현명합니다. 세계적인 통계를 보더라도 마른 것보다는 약간 통통한 사람이 오래 산다는 것을 알 수 있습니다.

무리한 다이어트는 오히려 살찌는 체질로 만들어 몸에 좋지 않을 뿐만 아니라 식욕을 너무 참는 것은 뇌에도 좋지 않습니다. 중년 비만이 되더라도 무리한 다이어트를 하지 않는 것이 현명합니다. 특히 극단적으로 먹는 양을 줄이는 다이어트는 엄격하게 금하는 것이 좋습니다.

그렇지 않아도 나이 들면 자연히 기초대사가 줄어드는데, 여기에 먹는 양까지 줄이면 대사기능이 급속히 떨어집니다. 게다가 비타민이나 미네랄 등 필요한 영양소까지 줄어들게 되어 몸에 좋을 리가 없습니다. 세포 노화에 이어 뇌의 노화가 당연히 따라옵니다. 중년 이후 다이어트에 성공하려면 먹는 양을 줄일 것이 아니라 먹는 방법을 제대로 해야 합니다.

구체적으로는 조금씩 다양한 종류의 음식을 먹는 것이 좋습니다. 예를 들면 점심식사를 할 때도 덮밥이나 국수 같은 단품만 고를 것이 아니라 밥과 채소, 고기나 생선, 국 등이 한상차림으로 나오는 음식을 고르는 것이 좋습니다. 같은 단품 메뉴라도 고기와 채소 등 다양한 식재료가 듬뿍 들어간 메뉴를 선택하는 겁니다.

식사를 할 때는 먹는 순서도 중요합니다. 가능하면 채소 → 고기나 생선 등의 단백질 → 탄수화물 순으로 먹을 것을 권합니다. 이렇게 먹으면 과식을 방지할 수 있을 뿐만 아니라 대사증후군 예방에도 좋습니다.

식사 후 혈당치가 급격히 상승하면 인슐린이 대량 분비됩니다.
인슐린은 혈중 포도당을 각 세포에 운반해주고 중성지방 형성을
돕는 작용을 합니다. 다시 말해 인슐린이 대량 분비되면 그만큼
중성지방이 축적되어 살이 쉽게 찐다는 것입니다. 하지만 탄수화
물을 마지막에 먹으면 혈당치 상승이 완만하게 되고 인슐린 분비
량도 적당해져서 살찌는 것을 방지할 수 있습니다.

오래 씹어 천천히 먹는 것도 중요합니다. 빨리 먹으면 비만이
되기 쉽다고 하는데, 이것은 포만 중추가 포만 신호를 보내기도
전에 이미 너무 먹어버리기 때문입니다.

이처럼 잘 먹는 방법을 생각하면 무리한 다이어트를 하지 않더
라도 적정한 몸무게를 유지할 수 있을 겁니다.

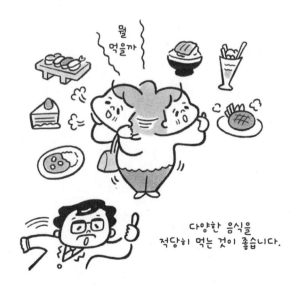

다양한 음식을
적당히 먹는 것이 좋습니다.

혈압강하제에 절대적으로
의존하지 않도록 합니다

　　　　　나이 들면 혈압이 높아져서 혈압강하제를 복용하는 사람이 눈에 띄게 많아집니다. 혈압이 높으면 뇌중풍이나 심근경색을 비롯한 여러 가지 질병의 위험이 높아집니다. 이 위험도를 낮추기 위해 혈압강하제 복용을 권합니다.

　혈압강하제는 혈압을 정상치로 낮추는 효과는 있지만 머리가 멍해지는 부작용을 동반할 수 있다는 사실도 알아둘 필요가 있습니다.

　사람은 나이 들면 동맥경화가 진행하면서 혈압이 자연스럽게 높아져서 몸 구석구석까지 혈액이 가지 않게 됩니다. 즉 심장에서 멀리 떨어진 팔다리 말초 부위까지 충분한 혈액을 보내기에 힘에 부칩니다. 이런 상황에서 몸은 스스로 판단해서 혈압을 올리게 됩니다. 이때 약을 사용해서 혈압을 억지로 낮추면 뇌까지 충분한 혈액이 공급되지 않아 머리가 멍하게 되는 것입니다.

뇌가 멍한 상태가 계속되더라도 오래 살고 싶다면 혈압강하제를 꾸준히 복용하는 것이 하나의 선택지가 될 수 있습니다. 그러나 평균수명만큼 살지 못하더라도 남은 인생을 머리가 맑은 상태로 살고 싶다면 이야기는 달라집니다.

사실 저도 그냥 두면 200mg/dL을 넘길 정도의 고혈압 환자입니다. 한때 혈압강하제로 140mg/dL 정도까지 낮췄습니다. 그러나 머리가 멍해져서 참을 수 없었습니다. 이때부터 조금씩 약한 약으로 바꾸어 지금은 170mg/dL 전후를 유지하고 있습니다. 예전과 비교해 지금은 확실히 머리는 맑습니다. 혈압 170mg/dL이라는 수치는 꽤 높은 편이지만, 머리가 맑은 쪽이 좋다고 생각해서 현재의 선택지로 조심하며 살고 있습니다.

여러분도 혈압강하제는 절대적이지 않다는 사실을 알고, 의사와 상담해서 본인 몸에 맞는 최적의 맞춤 약을 찾길 권합니다.

중년기부터 혈압강하제를 복용하고 있는 사람은 예외로 하고, 75세 이후 혈압약을 복용하기 시작하면 치매 발생 위험률이 높아진다고 알려져 있습니다. 노인의 고혈압은 자연스러운 생체반응입니다. 동맥경화로 혈관이 딱딱해진 상태에서 뇌를 활기차게 유지하기 위해서는 혈압을 올릴 수밖에 없습니다. 그렇지만 혈압강하제로 혈압을 억지로 낮추면 뇌까지 혈액이 도달하지 않아 인지기능에 지장이 생깁니다. 노인이 혈압강하제를 복용하기 시작하면 하룻밤 사이에 급격히 인지기능이 떨어지는 일도 있습니다.

몸에 이롭다고 생각되는 것이 뇌에서는 반대의 위험요소로 작용한다는 것도 알아두십시오.

독서는 다양하게,
영화는 개봉작을 봅니다

뇌는 노화되면 자신에게 편한 것만 선택하려고 하고, 새로운 세계나 사물을 마주하는 것에 소극적입니다. 외식할 때는 매번 가던 곳만 가려고 한다거나, 메뉴도 항상 같은 것만 주문합니다. 언뜻 보면 고집을 부리는 것으로 보이는데, 가끔 새로운 시도를 해서 자극을 주지 않으면 뇌는 점점 노화됩니다.

독서도 마찬가지입니다. 전에는 다양한 장르, 다방면의 책을 손에 닿는 대로 읽었는데, 나이 들면서 비슷한 책만 읽으려고 합니다. 좋아하는 것, 편한 것만 찾는 것은 뇌, 특히 전두엽에 노화가 진행되었다는 증거입니다.

좋아하는 것만 읽으려는 건 두뇌에 자극이 없이 읽기만 하는 것입니다. 이러한 독서를 계속하면 전두엽에 자극을 주지 못하고 두뇌 기능이 둔해집니다. 두뇌의 노화 방지를 위해 독서를 하려면 장르나 저자에 관계없이 다양한 분야의 책을 닥치는 대로 읽는 것을 추천합니다.

뇌가 노화하면 새로운 시도를 하지 않고 편한 것만 찾으면서 자신의 세계에 빠져버리기 쉽습니다. 이러한 습관은 뇌의 노화를 촉진하는 악순환으로 이어집니다.

독서뿐 아니라 영화도 마찬가지입니다. 전에는 영화를 보러 극장에도 자주 갔었지만, 지금은 집에서 드라마나 늘 보던 TV 프로그램만 보려고 합니다. 영화도 개봉 영화가 아니라 전에 봤던 영화 중에서 감동적이었던 것만 보고 또 봅니다. 이것은 뇌의 노화에서 오는 행동입니다. 자신의 생활을 점검해보고 이런 점이 있다면 뇌의 노화 방지를 위해서 지금 당장 이런 습관을 버리세요.

뇌의 전두엽은 새로운 것에 잘 반응합니다. 영화를 볼 때는 가능하면 개봉 영화를 보는 것이 뇌가 활성화되는 데 도움이 됩니다.

17

웃으면 기분도 좋아지고
치매도 예방됩니다

　　　　　　　　　웃음에는 다양한 건강 효과가 있습니다.
대표적인 것이 면역기능을 정상화하는 효과입니다. 웃음은 바이
러스나 암세포를 공격하는 내추럴 킬러(NK) 세포를 활성화한다
는 것이 증명되었습니다. 웃음이 독감 등 감염증이나 암의 예방
에도 도움 된다는 사실을 알 수 있습니다. 또한, 웃으면 부교감신
경이 우위가 되기 때문에 긴장이 풀어져 마음이 편해집니다. 스
트레스가 줄어들 뿐 아니라 혈압이 내려가기도 하며, 어깨 결림
이 완화되는 등의 효과도 입증되었습니다.

　웃음은 뇌에도 영향을 미칩니다. 웃으면 뇌의 전두엽이나 후두
엽의 혈류량이 늘어납니다. 혈류량이 증가한다는 것은 뇌의 기능

이 활성화된다는 겁니다. 매일 잘 웃는 사람에 비해 그다지 웃지 않는 사람은 인지기능 저하 비율이 2.15배나 높다는 연구 결과도 있습니다. 웃음이 치매 예방에도 어느 정도 도움이 된다는 것을 알 수 있는 보고입니다. 웃음이 치매 예방에 효과가 있는 것은 웃기 위해 많은 뇌신경 세포를 동원하기 때문입니다. 뇌를 위해서도 평소에 잘 웃는 것이 정답입니다.

그렇다고 여럿이 나와서 웃고 떠드는 버라이어티 프로그램 시청은 그다지 권장하고 싶지 않습니다. 같은 웃음이라도 생각하게 한 다음 웃게 만드는 프로그램을 추천합니다.

단지 웃게만 하려고 만든 버라이어티 프로그램에서는 뇌가 반응하지 않지만, 머리를 쓰게 하면서 웃게 만드는 개그나 토크 프로그램은 뇌를 통해 웃는 것이 가능합니다. 그렇기 때문에 웃음이 본래 가지고 있는 웃음의 효용성을 기대할 수 있습니다.

물론 웃게 만드는 TV 프로그램에 의존하지 않고 일상생활에서 가족이나 친구들과 웃는 습관을 들이면 기분이 좋아집니다. 사람들과 모여 즐겁게 대화하다 보면 웃음꽃이 피어납니다. 서로 웃을 수 있는 친밀한 교류가 가능하도록 본인 또한 노력해야 하며, 주위에 이러한 사람을 늘려나가는 것이 치매 예방에 도움이 됩니다.

(18)

외모를 젊게 가꾸면
뇌도 젊어집니다

치매를 예방하려면 전두엽을 자극하는 것
이 중요한데, 전두엽의 활성화는 마음먹기에 따라 크게 달라집니
다. 마음이 흥분되어 있으면 전두엽도 활발하게 작용하지만, 마음
이 착 가라앉아 울적해져 있으면 전두엽이 제 기능을 못 합니다.

전두엽이 활발하게 작용하기 위해서는 마음을 흥분시키는 것이
중요합니다. 마음을 들뜨게 하는 방법으로 외형을 가꾸는 것을
들 수 있습니다. 잘 차려입고 거리를 나가면 스스로도 기분이 좋
아지게 되는데, 이것이 전두엽에 자극이 되어 뇌의 활성화에 도
움이 됩니다. 멋있게 차려입으면 겉모습뿐만 아니라 기분까지 젊
어지는 것 같은 경험을 누구나 해보았을 겁니다.

이와 반대로 할아버지, 할머니 같은 모습을 하고 있으면 알게 모르게 스스로를 할아버지, 할머니라고 규정하게 됩니다. 그 결과 몸은 점점 옆으로 퍼지고, 피부는 거무칙칙해지며, 표정이나 동작에서 영락없는 노인 티가 나게 됩니다.

'내 나이가 몇인데'라고 체념하지 말고 언제나 젊음이 넘치는 모습을 보여주려고 노력해야 합니다. 겉모습을 젊게 가꾸면 뇌도 젊어집니다. 외모를 젊게 가꾸는 것에는 옷을 차려 입고, 어울리는 헤어스타일을 하고, 체형관리를 하는 것이 모두 포함됩니다. 여기에 의료 서비스를 적절히 활용하는 것도 하나의 방법입니다.

여성의 경우 중년이 되면 여성호르몬 분비량이 줄어들면서 피부가 노화되고 골다공증이 되기 쉽습니다. 40대부터 시작되는 노화는 호르몬 보충요법으로 어느 정도 예방할 수 있습니다. 히알루론산이나 보톡스 주사로 피부를 젊게 관리할 수도 있습니다.

아직 우리 주변에는 호르몬 보충요법을 포함해 이러한 항노화 의료 서비스를 받는 사람이 유럽 등과 비교하면 적은 편입니다. 하지만 경제적인 여유가 있다면 시도해볼 가치가 있다고 생각합니다. 외모를 잘 가꿔 심리적으로 행복하게 되면 이것이 바로 뇌의 젊음을 유지하는 지름길이 아닐까요?

19

젊은이와 교류하며
마음을 젊게 유지합니다

뇌의 노화를 방지하는 또 하나의 방법은 마음을 젊게 유지하는 것입니다. 이를 위해 젊은이들과 교류하는 것도 좋습니다.

회사원이면 부하직원들과 회식을 하거나 대화를 하는 등의 교류를 통해 뇌가 자극을 받습니다. 50대 이후의 회사원이라면 한창 의욕적으로 일할 나이인 20, 30대 젊은 사원과 함께 즐겁고 유익한 모임을 만드는 것도 좋습니다. 이들과 교류하며 자신의 경험을 전해주고, 그들로부터 배울 수도 있습니다. 이야기를 나누면서 서로의 장점을 배우고 즐거워하며 더불어 건강도 챙길 수 있습니다.

상사와 부하의 관계가 어려울 수도 있지만 특별히 후배들이 잘 따르는 상사가 있습니다. 이런 사람들은 상담에 쉽게 응하고, 다른 사람의 일을 자기 문제처럼 대하는 등 후배에 대한 도움을 아끼지 않습니다. 이런 사람은 젊은 사람으로부터 신뢰와 존경을 한몸에 받습니다. 부하나 후배에게 귀감이 되는 상사나 선배라면 선후배의 꾸준한 교류가 길게 이어질 수 있습니다.

현역 때는 이처럼 직장에서 다양한 연령대의 사람들과 관계를 맺고 젊은 세대와 교류하면서 어느 정도 마음을 젊게 가질 수 있는 환경이 자연스럽게 만들어집니다. 그러나 퇴직 후에는 이런 분위기가 지속되지 못합니다. 활발하던 같은 세대와의 관계도 퇴직 후 점점 소원해집니다. 처음에는 귀찮아서 모임에 잘 안 나가게 되고, 그러다 보면 만나는 기회마저 점점 줄어들게 됩니다.

직장이 아니라면 밖에서라도 젊은이들과의 모임을 유지하는 것이 좋습니다. 중장년층이 젊은 세대와 교류할 수 있는 것은 회사를 통해서뿐만이 아닙니다. 취미를 갖고 있으면 세대를 초월해서 젊은이와 교류가 가능합니다. 봉사활동도 마찬가지입니다. 자신이 몰두할 수 있는 것, 즐거운 것에서 젊은이들과 함께 즐길 수 있는 방법을 찾아보시기 바랍니다.

뜻밖의 일에
과감히 부딪혀 봅시다

사람들은 생각지 않던 뜻밖의 일에 맞닥뜨리는 것을 싫어합니다. 그러나 뇌는 이와 반대로 예상치 않은 일을 오히려 환영합니다. 재해나 사고같이 별안간에 일어나는 사건은 예외지만, 뇌는 상상 밖의 일을 특별한 즐거움으로 받아들입니다. 따라서 이런 이벤트는 뇌의 노화를 막는 의미에서는 가치가 있습니다.

뇌의 노화를 예방하기 위해서는 전두엽을 활발하게 움직이도록 하는 것이 효과적입니다. 그러나 전두엽의 속성은 정해진 스케줄 속에서만 움직이면 활성화되지 않습니다. 단순 작업이나 결과가 예측되는 일로는 전두엽이 거의 작용을 하지 않습니다.

단순작업이 많고, 매일 같은 시각에 일어나 출근하고 같은 시각에 퇴근해서 텔레비전을 보다가 자는 단순 반복적인 생활을 지속하다 보면 전두엽이 기능할 기회는 거의 사라집니다. 이런 생활이 계속된다면 전두엽에 대한 자극은 없어지고 뇌는 노화의 길을 걷게 됩니다.

　하지만 반복되는 일상 속에서 전두엽이 그다지 자극을 받지 않는 사람도 방법은 있습니다. 주어진 환경을 순순히 받아들이는 삶 속에서도 예상 밖의 일을 만나는 기회는 얼마든지 있기 마련입니다. 스스로 생각 밖의 만남을 찾으러 나가면 됩니다. 점심 식사하러 매번 가던 곳이 아닌 새로운 곳으로 가본다거나 읽은 적이 없는 작가나 분야의 책을 읽어보거나, 출근길의 루트를 바꿔보거나, 지금까지 했던 행동을 조금씩 변화한다면 틀림없이 생각지 않았던 일을 만날 수 있습니다.

　자신이 원하지도 않은 일, 반갑다고는 할 수 없는 예상 밖의 사건에도 과감하게 부딪혀 봅시다. 대부분 인간은 이러한 변화를 두려워하고, 실제로 뜻밖의 일이 일어나면 귀찮아하거나 도망치고 싶어하는 등 지레 겁부터 먹게 됩니다. 그러나 모든 것은 생각하기 나름입니다. 뭔가 변화나 문제가 일어나더라도 '전두엽을 단련하는 좋은 기회'로 받아들이면 전화위복이 됩니다. 그렇게 되면 언제든 일어날 수 있는 문제점이나 변화에 적극적으로 정면 돌파하는 게 가능하지 않을까요.

변화나 문제를 두려워할 것이 아니라 오히려 즐기는 마음으로 마주 대한다면 전두엽은 풀가동됩니다. 어떤 때는 결과적으로 의욕이 폭발해 생각하지도 않은 아이디어가 떠오르기도 합니다.

융통성이 없는 사람은 치매에 걸리기 쉽지만, 생각이 유연해서 임기응변에 잘 대처하는 사람은 치매에 잘 걸리지 않는다고 합니다. 선입견 없이 상황에 맞춰 잘 대처하는 사람은 평소 전두엽이 활발하게 작동해 기능이 단련되기 때문에 뇌의 노화를 방지할 수 있습니다. 예상 밖의 일을 만난다는 것은 굳어버린 머리를 자극해서 그때그때 잘 헤쳐나가는 지혜를 키우게 된다는 것입니다. 이것이 바로 뇌의 노화에 제동을 거는 좋은 기회이기도 합니다.

사람과의 교류는
뇌 훈련에 가장 좋습니다

저는 소설가를 비롯해 문화인이라 불리는 다양한 사람들과 교류가 많은데, 그들의 공통점은 하나같이 젊게 보인다는 점입니다. 아마도 그들이 전적으로 머리를 사용하는 직업이기 때문이라 생각합니다. 머리를 쓴다는 건 다른 말로 전두엽을 자극한다는 의미입니다. 전두엽이 활성화되면 의욕이 충만하고 표정도 밝아 외모도 젊게 보입니다.

인간의 육체나 정신은 사용하지 않으면 바로 쇠퇴합니다. 나이가 들면 들수록 자연스럽게 일어나는 노화 현상입니다.

젊다면 다리 골절로 1개월 꼼짝을 못 해도 다시 걷기까지 그다지 시간이 걸리지 않습니다. 하지만 노인들은 뼈가 부러진 것이 아니더라도 1개월 후 전처럼 걸을 수 없고 재활 치료가 필요합니다. 젊은이들은 1개월을 멍하게 지내도 치매가 되지 않지만, 노인이라면 질병으로 1개월이나 몸져누우면 병 그 자체는 낫더라도 치매와 유사한 상태가 되기도 합니다. 이 또한 머리를 사용하지 않았기 때문에 일어나는 현상입니다.

뇌가 용도 폐기되는 것을 피하기 위해서는 일상적으로 두뇌를 계속 활용하는 것이 중요합니다.

물론 머리를 사용하더라도 치매가 되지 않는다는 보장은 없습니다. 미국의 레이건 전 대통령이나 영국의 대처 전 수상은 말년에 치매를 앓았습니다. 일반인들은 '저 정도로 머리를 썼는데도 치매가 되다니'하고 생각할지 모르겠지만, 의학적으로는 '저 정도로 머리를 사용하지 않았다면 더 빨리 치매가 발병했을지 모르며 진행 속도 또한 훨씬 빨랐을 것'으로 판단합니다.

똑같이 전두엽이 위축되어 있더라도 빨리 치매 증상이 나타나는 사람과 증상이 거의 나타나지 않는 사람이 있습니다. 그 차이는 그 사람이 살아온 인생에서 머리를 얼마나 잘 사용했는가에 달려 있을 것이라고 짐작하고 있습니다.

'두뇌를 사용한다'는 것에 대해 어떠한 것이 떠오르나요?

최근 뇌에 자극을 주어 치매 예방을 한다는 '뇌 훈련'이 붐을 이루고 있습니다. 이런 것이 머리를 사용하는 전형적인 방법이라고 생각하는 사람도 적지 않습니다. 실제로 이 방법으로 뇌 훈련을 하는 사람도 많아진 것은 틀림없습니다.

그러나 유감스럽게도 뇌 훈련은 치매 예방이라는 관점에서는 거의 의미가 없다는 것이 해외의 많은 연구에서 밝혀졌습니다.

예를 들어 노인이 계산 연습을 하면 계산 속도는 빨라지고 계산 능력 또한 향상됩니다. 이런 사실에서 뇌의 일부 기능에 뇌 훈련이 작용했다고 말할 수 있습니다. 하지만 계산 훈련을 거듭하더라도 계산 능력 이외의 기능에는 거의 효과가 없다는 것을 알게 됩니다.

다시 말해 뇌 트레이닝이라는 것은 주어진 과제의 반복 동작으로 어느 정도 개선되지만, 뇌 전체 훈련으로는 전혀 연결되지 않는다는 것이 확인되었습니다.

치매 예방을 위해서는 이보다 훨씬 다각적으로 뇌의 여러 부분을 사용할 필요가 있습니다. 그렇다고 해서 레이건 전 미국 대통령이나 대처 전 영국 수상처럼 고난도 일에 두뇌를 사용하라는 말은 아닙니다. 물론 이와 같은 환경에 놓여있는 사람이라면 당연히 그렇게 해야 하겠지만, 그렇지 않은 평범한 사람이라면 사소한 일에 집중하더라도 충분합니다.

사람과의 교류는 가장 효율적인 뇌 훈련입니다.

뇌라는 것은 타인과의 네트워크에서 큰 쾌감을 얻으면서 보다 활성화됩니다. 대화에서 새로운 정보를 얻기도 하고, 거기서 화제를 만들기 위해서 시나리오를 찾기도 하고, 기억을 되살리기도 하고, 또는 상대방의 기분이나 생각을 헤아리기도 합니다. 이처럼 사람과의 교류에서 뇌, 특히 전두엽은 풀가동됩니다. 더 자주 바깥으로 나가 사람과 서로 얼굴을 맞댑시다.

타인과 마주할 때 반드시 방긋방긋 웃음을 띨 필요는 없습니다. 때로는 침을 튀겨가면서 토론을 하십시오. 격렬한 토론은 뇌의 노화 예방에도 도움이 됩니다.

타인과 토론을 벌일 때는 자신이 가지고 있는 지식이나 정보, 경험을 끄집어내게 되고, 이를 이론적으로 조합해서 말하게 됩니다. 게다가 예측이 안 되는 상대의 반응이나 전개에도 임기응변으로 대응하지 않으면 안 됩니다. 뇌의 기억력과 출력계를 총동원해서 상황 논리에 맞게 대응하지 않으면 제대로 된 토론은 이루어지지 않습니다. 말하자면 토론은 뇌를 종합적으로 가동해서 뇌를 젊게 하는 촉진제 역할을 합니다.

젊었을 때는 사생활에서나 직장에서 무엇이든 논쟁을 했던 사람이 나이 먹으면서 '그래?'라고 무덤덤하게 넘기며 '됐어, 좋은 게 좋은 거지. 괜히 나섰다가 복잡해지기나 하지'라고 생각하는 경우가 있습니다. 스스로 '성격이 느긋해지고, 나도 이제 어른이 다 됐네'라고 은근히 뿌듯해하기도 하지만, 이것은 큰 착각입니다. 실제로 토론을 기피하고 자신을 감추려는 자세는 뇌가 노화한 징조입니다.

나이 든다고 피하지 말고 토론을 점점 더 즐기십시오. 논쟁은 뇌를 젊게 하는 촉진제라는 사실을 잊지 마시기 바랍니다.

일벌레 습관은
하루빨리 고치세요

현업에 종사하며 이리 뛰고 저리 뛰면서
바쁘게 일하는 40, 50대 여러분 중에는 일벌레라는 별명을 가진
사람도 적지 않을 것입니다. '바빠서 취미 생활을 즐길 틈이 없
다', '일이 취미이므로 일부러 다른 취미를 가질 필요는 없다'는
사람도 있습니다.

한창 일할 나이에 그렇게 열심히 후회 없는 최선의 삶을 살았다
면 그걸로 충분히 보상을 받습니다. 일에 삶의 보람을 느끼면서
활기차게 사는 동안에는 뇌도 자극을 받아 그 기능이 활발합니다.

그러나 직장의 일이라는 것은 정년을 맞이하면 그걸로 끝이 납
니다. 직장을 떠난 후에도 좋아하는 것을 하며 시간을 보낼 수 있

다면 충실한 노후 생활이 가능합니다. 하지만 퇴직 후 그 어떤 일도 손에 잡히지 않고 매일 하릴없이 보낼 수밖에 없다면 이건 큰 문제를 낳는 씨앗이 됩니다. 정년 후 취미 하나 없으면 빨리 늙는다고 하는데, 이것은 사실입니다. 해야 할 일, 가야 할 곳이 아무것도 없어 하루 종일 텔레비전을 보면서 멍하게 지내게 됩니다. 특히 텔레비전이라는 것은 아무 생각 없이도 보고 들을 수 있는 내용으로 꽉 차 있고, 그냥 시간 보내기에 딱 좋은 도구입니다. 이런 것은 뇌에 전혀 자극이 되지 않습니다. 그렇게 되면 뇌는 점점 더 쇠퇴해집니다.

외출도 거의 하지 않고 텔레비전만 보게 되는 퇴직 또는 정년 후의 이런 모습, 즉 '틀어박혀 지내는' 생활로 접어드는 사람이 의외로 많습니다. 하루 종일 집에만 있으면 급속하게 뇌의 노화가 진행되는 것은 확실합니다.

현역 시절, 열정에 불타서 자신만만하던 사람도 정년 후에는 자신감을 완전히 잃어버리고 타성에 젖은 생활을 보내기 쉽습니다. 이러한 탓으로 노인성 우울증에도 걸리기 쉽습니다. 앞서도 이야기했지만 나이 들면서 찾아오는 우울증은 매우 귀찮은 존재입니다.

노후에 울적한 마음이 계속되지 않도록, 게다가 뇌의 노화를 방지하기 위해서도 '자신이 집중할 수 있는 것이 무엇일까', '즐길 수 있는 것은 무엇일까'를 늘 염두에 둬야 합니다.

정년까지 어느 정도 시간 여유가 있는 사람은 퇴직 후 뭘 할지 미리 생각해보는 것이 좋습니다. '그때 가서 보지 뭐'라고 생각한다면 너무 늦습니다. 여러 번 이야기했지만, 전두엽의 쇠퇴는 40대부터 시작됩니다. 10년, 20년 뒤 정년이 가까워지면 전두엽 쇠퇴는 더욱 진행될 것입니다. 그때쯤이면 뭔가 새로운 것을 찾으려고 해도 의욕을 잃게 되어 뭔가 하고자 하는 욕망이 거의 일어나지 않고, 창조성이 떨어져 새로운 아이디어도 떠오르지 않습니다.

여성들은 대부분 취미 생활이나 좋아하는 것을 쉽게 찾아냅니다. 그러나 남성, 특히 평생 일을 향해 달려왔던 사람들은 자기를 위해 새로운 무엇인가를 찾아내는 걸 어려워하는 경향이 있습니다. 퇴직 후 아무 생각 없이 멍하게 지내는 사람이 많다는 현실이 이런 짐작을 반증합니다.

지금부터 일벌레 생활은 그만두고 퇴직 전에 조금씩이라도 좋으니 취미를 즐기는 시간을 갖도록 권유합니다.

고상한 취미가 아니라면 남의 눈이 의식되어 선뜻 뛰어들기가 쉽지 않다고요? 전혀 그렇지 않습니다. 자신에게 좋은 것, 재미 있는 것이라면 어떤 것이라도 취미의 대상이 될 수 있습니다. 취미의 종류는 특별히 제한할 필요가 없습니다. 나이 들어서도 계속할 수 있는 것이 가장 좋습니다. 여성이라면 인기 연예인을 좇아다니거나, 남성이라면 아이돌에 흠뻑 빠져드는 것도 좋습니다. 아니면 명작 로맨스 소설을 읽는 것도 좋습니다. 자신을 위한 취미 외에 봉사활동 같은 것을 시작하는 것도 훌륭합니다.

지금은 도저히 무리라고 생각되더라도 '노후에는 이걸 해봐야지'라고 할 수 있는 것을 빠른 시일 내에 정해둡시다. 그렇게 하면 퇴직 후에 곧바로 시작하는 것이 가능합니다. 지금 당장은 일에 바빠 손을 대지 못할지라도 계획만이라도 미리 해두면 나이 들고 나서도 곧바로 실행으로 옮길 수 있습니다.

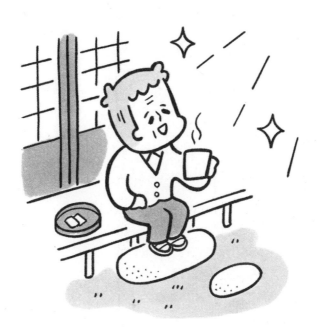

4장

치매,
제대로 알기

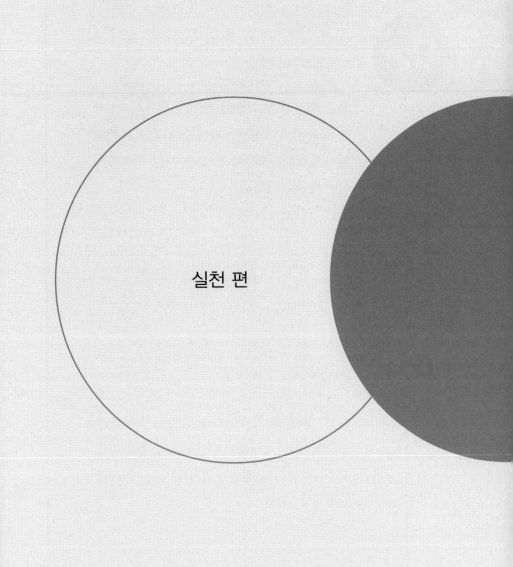

실천 편

Q21 부모님이 하루 종일 멍하게 계시는데 치매일까요?

요즘 부모님의 외출이 확 줄었습니다. 쇼핑은 물론이고 옷도 잘 갈아입지 않고 온종일 멍하게 있는 시간이 늘었습니다. 치매증이 아닌가 의심됩니다.

A21 노인성 우울증을 의심해볼 수도 있습니다

초기 치매증과 착각하기 쉬운 것이 노인성 우울증입니다. 치매라고 성급하게 결론짓지 말고 치매 이외의 원인을 의심해보는 것도 중요합니다.

노인성 우울증은
치매 이상으로 심각한 질병입니다

　　전에는 옷으로 멋 내기를 좋아하셨는데 멋을 즐기기는커녕 옷도 제대로 갈아입는 것 같지 않습니다. 예전에는 장 보러 외출도 하시고 쇼핑도 다니셨던 분이 요즘에는 집에만 틀어박혀 지냅니다. 치매 초기에는 건망증 외에도 이러한 증상이 눈에 띕니다. 부모님에게 이러한 변화가 나타나면 자녀는 '우리 부모님이 혹시 치매가 아닐까?'라고 의심해보는 게 당연합니다.

　무기력한 증상과 함께 그때까지 즐기던 일을 무슨 이유에선지 그만두는 경우가 있는데, 이 모든 것을 치매로만 국한해서 생각하는 것은 일단 좋지 않습니다. 노인들의 무기력은 치매 이외의 원인이 숨겨져 있다는 사실을 알아두셨으면 합니다.

　치매 이외의 원인으로 첫 번째 고려해야 할 것이 '노인성 우울증'입니다. 이것은 치매보다 훨씬 심각한 질병입니다.

치매는 증상이 진행함에 따라 스스로 병에 대한 자각이 없어지고 표정이 밝아지며 행복해하는 것처럼 보이기도 합니다. 이에 반해서 우울증은 스스로가 고통스러워하는 상황을 명확히 알고 절실히 느끼기 때문에 매우 힘듭니다. 우울하고, 비관적이 되고, 불면증에 시달리고, 때로는 망상에 빠져서 공포감을 느끼기도 합니다. 그때까지 인생에서 좋은 일도 많았겠지만, 스스로 불행하다는 쪽으로만 빠져들고 자책감과 죄책감에 사로잡혀 자살 기도를 하기도 합니다.

이처럼 고통스러운 상황을 이해하기는커녕, 우울증을 치매로 오진해서 적절한 치료를 받지 못한다면 그것이야말로 생지옥일 것입니다.

노인성 우울증은 조기 발견과 조기 치료가 중요합니다

노인성 우울증은 지나치기 아주 쉬운 질병입니다.

노인성 우울증에 걸리면 기억력이 떨어질 뿐 아니라 집중력이 유지되지 않고, 산만한 상태가 되어 방금 말한 것을 기억하지 못합니다. 옷도 갈아입지 않고, 외출도 하지 않으며, 화장도 하지 않고, 목욕도 하지 않는 등 손 하나 까딱하기 싫어할 정도로 매사 귀찮아하는 증상이 나타납니다.

노인성 우울증이 치매로 오진되기 쉬운 것은 이처럼 치매증과 아주 비슷한 증상이 나타나기 때문입니다. 그러나 우울증과 치매증은 그 치료법이 완전히 다릅니다. 노인성 우울증인데도 불구하고 치매로 오진해서 치료를 받으면 질병이 악화되는 경우도 있습니다.

다음의 표에 노인성 우울증과 치매증의 차이점을 정리해보았습니다. 부모님이나 가까운 어르신의 행동에서 이상한 점을 발견하면 치매라고만 단정 지어 생각하지 말아야 합니다. 노인성 우울증일 가능성도 있다는 점을 염두에 두고 전문의의 진료를 받게 하는 것이 정답입니다.

치매는 유감스럽게도 완치되지 않는 질병이지만, 우울증은 다행스럽게도 치료가 가능한 질병입니다. 게다가 노인성 우울증은 다른 연령대의 우울증에 비해 약도 잘 듣는 편입니다. 따라서 조기 발견으로 적절한 치료를 하면 오래 지나지 않아 완치할 수 있습니다.

노인성 우울증과 치매의 차이

	증상의 진행	본인의 자각
노인성 우울증	일이나 환경 변화 등으로 인해 짧은 기간에 여러 가지 증상이 나타난다.	인지기능이 쇠퇴하고 있다는 것을 자각하기 때문에 자신의 증상에 신경을 많이 쓴다.
치매증	발병 시작은 확실하게 알 수 없지만, 증상이 서서히 진행된다.	문제를 일으키더라도 그것을 인지하는 기능이 떨어지기 때문에 거의 무관심하다.

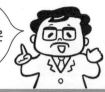

얼핏 보면 매우 비슷하지만, 치료법은 전혀 다릅니다.

자책	기억장애	질문에 대한 대답
'내 탓으로 주위에 폐를 끼친다'는 의식이 강해서 우울감이 든다.	어떤 계기로 갑자기 불과 며칠 전의 일을 생각해내지 못하는 일이 있다. 이에 대한 불안이 심하다.	필요 이상으로 깊이 생각해서 질문에 대한 응답이 즉각적으로 이루어지지 않는다.
자신의 상태를 파악하기 어려워 자신을 책망하는 듯한 말은 거의 없다.	가벼운 기억에서 시작해서 서서히 심화된다. 무슨 일이 있었는지, 일어난 일 자체를 까맣게 잊는다.	질문에 대해 얼토당토않거나 요점에서 벗어난 대답을 아무렇지도 않게 한다.

Q22 부모님이 치매가 의심됩니다. 어디서 상담하면 좋을까요?

어머니가 혼자 사시는 본가에 가보니 쓰레기 더미가 되어있었습니다. 평소 깔끔한 걸 좋아하시던 성격이었는데, 혹시 치매가 아닌지 모르겠네요. 어디서 상담을 받으면 좋을까요?

A22 가까운 보건소나 치매안심센터를 방문해보세요

가까운 보건소나 치매안심센터에 가서 정확한 치매 진단을 받아보세요. 늘 다니는 병원이 있다면 그곳의 주치의를 만나는 것도 좋습니다.

치매안심센터는
치매 관련 종합 상담창구입니다

예전에는 깨끗한 것을 좋아하고 꼼꼼한 분이었는데 지금은 물건 정리정돈을 못 해 어수선하고, 집안은 쓸데없는 물건으로 넘쳐나 쓰레기장을 방불케 하는 것은 치매 환자에게 흔히 있는 일입니다.

부모님의 이러한 변화를 눈치채면 자녀는 마음이 초조해져서 어느 병원에 모시고 가면 좋을지, 앞으로 어떻게 될지 전혀 알 수 없어 불안감만 앞서게 됩니다.

이럴 때 우선 찾을 수 있는 곳이 전국 256개 보건소에 설치된 치매안심센터입니다. 전국 자치구마다 치매지원센터가 있습니다. 조직망은 중앙치매센터를 중심으로 특별시, 광역시, 각 도에 광역치매센터가 있으며, 자치구별로 치매안심센터(ansim.nid.or.kr)가 운영되고 있습니다. 우선은 거주지 주민센터 또는 구청의 복지담당 공무원을 찾아가 상담하면 자세한 안내를 받을 수 있습니다. 이 시스템은 전국망으로 설치되어 있습니다. 부모님에게 뭔가 이상 증상이 나타나면 일단 이들 기관에 찾아가 보시길 권합니다. 그곳에서 상담을 받아보시면 불안감이나 의문이 어느 정도 해소되리라 생각합니다.

치매센터는 전문의, 간호사, 사회복지사 등 전문가들이 있는 공적 기관입니다. 치매를 전문으로 하는 의사가 상주하는 곳도 있습니다. 2020년 7월 1일부터 주소지 제한 없이 치매안심센터를 이용할 수 있게 되었습니다. 그동안은 치매 환자의 주소지 관내 치매센터만 갈 수 있었으나, 자녀 집에 머물 경우의 불편함을 고려해서 주소 제한을 없앴습니다. 다만 치매 조기 검진과 일반 프로그램 참여는 한 곳에서만 가능하며, 쉼터 프로그램은 한 곳에서 최소한 3개월을 이용한 후 변경이 가능하다는 사실을 알아둬야 헛걸음을 하지 않을 것입니다.

치매센터에서는 치매 선별검사를 무료로 실시하고 있으며, 검사 결과에 이상이 있으면 치매진단, 감별검사까지 받을 수 있도록 지원합니다. 여기서 치매 상담에서부터 간병 서비스 등의 서류절차까지 치매에 관한 모든 사항을 안내받을 수 있습니다. 치매 무료 검진뿐 아니라 인식표와 위생 소모품, 소득 수준에 따른 약제비와 진료비도 지원받을 수 있습니다. 그밖에도 치매 환자 가족 상담, 맞춤형 사례관리, 치매예방교실, 인지강화교실, 치매 환자 쉼터, 간호물품 제공 등 치매에 관한 모든 지원이 이루어집니다.

처음부터 정신건강의학 전문 클리닉을 방문하는 것이 망설여진다면 일차적으로 치매안심센터를 활용하시는 것이 큰 도움이 될 겁니다. 혈압약이나 당뇨약을 정기적으로 타러 다니는 병의원이 있다면 그곳의 주치의로부터 소견서를 받아 전문의를 찾아갈 수도 있습니다.

* 이 부분은 역자가 원서의 흐름을 따라가면서 우리나라 상황과 제도에 맞게 보완, 재구성했습니다.

Q23 치매 진단을 받았을 때 먼저 해야 할 일은 무엇인가요?

부모나 배우자가 전문의로부터 치매 진단을 받았을 때 가족이 가장 먼저 해야 할 일은 무엇인가요? 필요한 서류 등이 있으면 가르쳐주세요.

A23 노인장기요양서비스를 신청하세요

치매 진행을 늦추고 가족 또는 친한 이웃들과 행복하게 살아갈 수 있는 환경을 만들어드리기 위해서는 간병 서비스가 필요합니다. 치매 진단을 받으면 가장 먼저 장기요양 서비스 신청을 합니다.

장기요양서비스를 받기 위해
서류 신청을 합니다

우리나라는 노인장기요양서비스라는 제도를 국가에서 운영하고 있습니다. 장기요양서비스는 노인장기요양보험법에 의해 65세 이상 어르신, 또는 노인성 질병(치매, 뇌혈관성 질환, 파킨슨병 등)으로 6개월 이상 다른 사람의 도움 없이는 일상생활이 어려운 만 65세 미만의 어르신을 대상으로 신체활동 및 가사 활동, 인지 활동 지원 등의 서비스를 제공하는 것을 말합니다.

신청은 전국에 있는 공단지사나 건강보험공단 홈페이지, 노인장기요양보험 운영센터를 통해 방문, 우편, 팩스, 인터넷으로 할 수 있습니다. 단, 65세 미만자는 장기요양 인정신청서와 의사 소견서를 같이 제출해야 하므로 인터넷 신청은 할 수 없습니다.

환자 본인이나 가족이 장기요양서비스 인정을 신청하면 국민건강보험공단에서 직접 방문 조사를 합니다. 처음 방문 조사를 하게 되면 환자가 무척 당황할 수 있습니다. 긴장하거나 당황하지 않도록 가족들이 사전에 자세히 상황설명을 해주는 것이 좋습니다.

요양등급을 받기 위해 조사 때 환자에게 필요 이상으로 기능이 저하되었다는 느낌이 들도록 행동하라고 가족들이 요청하는 경우도 있는데, 이것은 바람직하지 않습니다. 전문가들은 이를 바로 눈치채므로 등급 산정에 오히려 불리할 수도 있습니다. 있는 그대로 조사에 응해서 판정을 받는 것이 무엇보다 중요합니다. 가능한 한 환자의 자존심을 건드리지 않도록 조사원의 세심한 배려와 친절한 질문이 요구되며, 환자가 편안함을 느낄 수 있는 장소에서 조사받도록 합니다.

이와 더불어 수십 개의 항목을 체크하는 주치의의 소견도 필요합니다. 진료 당일 급하게 서류를 요청하기보다는 미리 사정을 말한 다음 예약 일자에 맞추어 차근히 준비할 것을 권합니다. 1차 장기요양서비스 기한이 지난 다음 2차 지정 때도 의사의 연장 서류가 필요하므로 같은 주치의와 지속적으로 우호적인 관계를 맺는 것이 좋습니다.

간혹 주치의가 호의적이지 않다고 주치의나 의료기관을 옮기는 사람도 있는데, 큰 차이가 없다면 같은 주치의와 늘 상의하는 자세가 중요합니다.

방문 조사와 의사 소견을 종합해
등급 판정을 내립니다

방문 조사 상황과 의사 소견서를 종합해서 국민건강보험공단에서는 1등급에서 5등급까지 등급 판정을 내립니다. 주관적인 항목이 아닌 신체기능, 인지기능, 행동 변화, 간호 처치, 재활 영역에 걸쳐 환자의 심신 기능 상태를 조사한 다음, 여기에 장기요양 인정점수를 합계한 뒤 1등급 ~5등급으로 판정합니다.

요양서비스에는 재가급여(본인부담금 15%), 시설급여(본인부담금 20%), 가족 요양비(매월 15만원 지급), 복지용구급여 등도 받을 수 있습니다. 등급별로 월 한도액 및 급여비용이 모두 다른데, 자세한 사항은 국민건강보험 홈페이지(longtermcare.co.kr)에서 확인할 수 있습니다. 등급에 따라 지원 정도나 규모가 조금씩 차이가 나지만 이후 상황을 보고 장기요양급여 이용을 신청할 수 있습니다.

등급에 따라 장기요양보험 혜택을 받을 수 있는데, 그 서비스의 질과 양이 달라 처음부터 본인이나 가족들의 뜻대로 되지 않는 경우도 있습니다. 그러나 치매라는 질병은 진행되는 특징이 있으므로 진행 정도에 따라 상향등급을 받으면서 지원 규모를 늘릴 수 있습니다.

등급에 따라 월 한도 급여액이 정해져 있으며, 그 한도 내에서 자유롭게 횟수와 시간을 정해 자택 방문으로 돌봄서비스를 이용할 수 있습니다. 추가적으로, 중증으로 분류된 경우에는 24시간 자택 방문 돌봄서비스를 받을 수 있는 '종일방문요양 급여'를 1년에 6일 내의 범위에서 이용할 수 있습니다.

주간 돌봄센터, 또는 데이케어센터도 운영되고 있는데, 이는 일정 시간에 차가 와서 픽업하고, 거기서 점심과 각종 놀이나 활동을 할 수 있습니다. 이들 각종 돌봄서비스는 지자체별로 규모와 질이 다르므로 획일적으로 운영되는 것은 아닙니다.

치매 관련 요양서비스에 대해 더 자세한 사항을 알고 싶거나 의문사항이 있다면 다음의 연락처를 통해서 해결책을 얻을 수 있습니다.

* 이 부분은 역자가 원서의 흐름을 따라가면서 우리나라 상황과 제도에 맞게 보완, 재구성했습니다.

국민건강보험공단 : 1577-1000
치매상담 콜센터 : 1899-9988
보건복지콜센터 : 129

Q24 떨어져 사는 부모님을 오가며 돌보는 게 가능할까요?

멀리 떨어져 사는 부모님이 치매에 걸렸습니다. 모셔 와서 함께 살고 싶은데 한사코 거부하십니다. 그렇다고 그대로 둘 수는 없고 우리 집에서 오가면서 간병을 하고 싶은데, 원거리 간병이 가능할까요?

A24 원거리 간병의 장점도 있습니다

부모님을 모셔 와 함께 사는 것만이 반드시 좋다고 할 수 없습니다. 떨어져 살더라도 간병이 가능할 뿐 아니라 원거리 간병의 장점도 있습니다.

혼자 사는 게 오히려
치매 진행을 늦춥니다

떨어져 사는 경우, 부모님이 연세가 들면 누구나 걱정이 많아집니다. 가능하면 함께 모시고 싶다는 생각을 하면서도 사정이 여의치 못한 경우가 있는데, 더구나 부모님이 치매가 시작되면 더더욱 걱정입니다.

자녀들이 직업을 가지고 있으면서 한창 일을 해야 할 때, 부모님 계시는 쪽으로 선뜻 귀향해서 함께 산다는 것도 현실적으로 쉬운 일은 아닙니다. 따라서 자녀들은 부모님을 자신의 집이나 근처로 모시는 것을 고민하게 됩니다. 그러나 대부분 부모 쪽에서 거부합니다. 이미 사는 데 익숙한 장소를 떠난다는 것은 정든 집이나 친구, 단골 가게, 익숙한 풍경이나 귀에 익은 사투리와도 이별하지 않으면 안 된다는 의미입니다. 그러니 노인들은 거처를 옮기는 데 거부감을 갖는 게 일반적입니다.

'그래도 자녀들과 함께 있는 것이 좋지 않을까'라고 생각할지 모릅니다. 하지만 모셔오더라도 자녀는 직장에 나가고, 결국에는 치매 걸린 부모님 홀로 낯선 곳에서 온종일 외로이 지내야 합니다. 혹은 며느리나 사위 눈치를 보면서 지내야 하는 것도 편치 않을 수 있습니다. 이 모든 상황이 정신건강에 좋지 않습니다. 새로운 환경에 적응한다는 것이 그렇게 간단하지만은 않아서 오히려 치매가 더 빨리 진행되기도 합니다.

치매에 걸린 부모님이 혼자 살기에는 어려운 점이나 위험 요소가 너무 많다고 생각해 동거를 고려하지만, 사실 혼자 사는 것이 치매 진행을 늦춘다는 사실이 밝혀졌습니다.

치매에 걸렸어도 건강하게 혼자 사는 노인들이 얼마든지 있습니다. 치매가 어느 정도 진행되었더라도 매일 정해진 시간에 일어나서 이부자리를 정리하고, 기도를 드리며, 아침밥을 챙겨 식사하고, 애완동물의 먹이도 잊지 않고 줍니다. 이러한 반복적인 일상을 큰 실수 없이 지속하는 사람이 의외로 많습니다.

독거노인은 가족과 함께 사는 노인에 비해 머리와 육체를 사용할 기회가 훨씬 많은 편입니다. 혼자 사는 것이 치매 진행을 늦출 수 있다는 것은 정신과 육체를 자주 사용하기 때문입니다. 오히려 자녀와 동거를 하면 조건상 간병 서비스 이용이 제한될 수 있습니다. 동거가 최선이라고 할 수 없는 이유가 바로 이 때문입니다.

다양한 독거노인
돌봄서비스가 있습니다

멀리 떨어져 살면서 부모님을 돌보는 경우도 많습니다. 원거리 돌봄은 부모님이나 자녀가 생활 터전을 바꾸지 않고 각자 익숙한 곳에서 그대로 계속 생활할 수 있다는 것이 장점입니다. 물론 자녀들이 오고 가는 생활을 하면서 다녀올 때마다 마음을 다스린다는 것이 쉽지 않을 것입니다. 처음에는 애처롭고 혼란스럽지만, 시간이 지나면서 익숙해지고 나아집니다.

따로 살면서 돌봄 보호 서비스를 이용할 때는 환자인 부모님은 물론 다른 가족, 환자 담당 복지사, 지역 지원센터 사람들과도 충분히 대화를 가지는 것이 필요합니다. 그래야 돌봄 보호 서비스를 보다 효과적으로 이용할 수 있습니다.

혜택을 최대한으로 받기 위해 다양한 독거노인 돌봄서비스를 비교해가며 꼼꼼히 살펴보는 것이 좋습니다. 방문 간병 서비스나 데이케어 서비스를 매일 서비스받는 항목에 넣으면 간병보험으로 커버되는 범위를 넘어설 수도 있습니다. 따라서 자주 이용해야 하는 서비스라면 별도의 서비스로 신청해야 하기도 합니다. 예를 들면 일본에서는 음식 택배 서비스가 일반적입니다. 택배는 직접 전해주는 것이 원칙이므로 늘 다니는 택배 업자가 안부를 확인할 수 있어 좋습니다.

일본에서는 기기에 의한 돌봄서비스가 다양하게 운영됩니다. 전기물주전자를 사용한 시간이나 횟수를 자녀에게 알리거나, 가스 사용량, 냉장고 등의 사용빈도를 알려 부모님의 생활에 변화가 있는지 확인하는 서비스입니다.

일본에서는 '응급통보시스템'이라는 서비스도 있습니다. 독거노인이 목걸이형의 응급 버튼을 몸에 부착해놓고, 상태가 좋지 않을 때 버튼을 누르면 경비회사 직원이 달려오거나 필요하면 119 구급차가 출동하는 시스템입니다.

우리나라도 수도와 전기 사용량을 지속적으로 파악해 알려주는 서비스가 있습니다. 사용량 패턴에 평소와 다른 이상 징후가 발생하면 생활관리사에게 알림이 가서 생활관리사가 직접 집을 방문해 환자의 안전을 확인하는 시스템입니다. 또 치매 환자의 실내 움직임을 지속적으로 파악해 일정 시간 이상 움직임이 감지되지 않는 경우 알림을 보내는 서비스도 있습니다. 치매 환자가 갑자기 집 밖에 나가거나 건강에 이상이 생길 경우를 알 수 있는 서비스입니다.

보건복지부의 '응급안전안심서비스'는 독거노인이 응급 상황에서 즉시 119 구호조치를 받을 수 있도록 하는 장비를 보급합니다. 집안 구석구석 설치된 센서가 화재나 낙상, 실신 등의 응급 상황을 인지해 자동으로 119를 호출하거나 노인이 직접 응급버튼을 눌러 119를 호출할 수 있도록 하는 것입니다.

이 같은 돌봄서비스가 도움이 되는 가정도 있지만, 응급통보시스템을 포함해서 활용할 수 있는 모든 돌봄서비스를 받아도 안심할 수 없는 경우도 있는 등 가정마다 사정이 다 다를 겁니다. 서비스 종류를 잘 살펴서 각자에게 잘 맞는 서비스를 신청하는 것이 좋습니다.

돌봄서비스보다 가까운 이웃이나 친척이 큰 도움이 되는 경우가 많습니다. 특히 시골에서는 이웃이나 친척이 중요하니 항상 감사의 인사말을 잊지 않는 것이 좋습니다.

원거리 돌봄의 장점과 단점

장점

1) 서로 적절한 거리감을 유지할 수 있다.

2) 부모와 자녀 모두 서로 익숙한 곳에서 지낼 수 있다.

3) 돌보는 사람이 지치지 않는다.

4) 이웃에게 부탁함으로써 유대관계를 쌓을 수 있다.

5) 동거할 때보다는 공적 간병 서비스를 우선적으로
   받을 수 있다.

6) 커다란 환경 변화가 없으므로 쓸데없는 스트레스가 쌓이지 않는다.

7) 자녀들이 일을 계속할 수 있다.

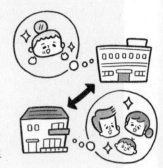

단점

1) 부모님의 상황을 세심하게 파악하기 어렵다.

2) 자칫 응급 사항이 일어나면 현장에서 바로
   대응하지 못 한다.

3) 부모님 집을 오가려면 휴일을 포기해야 한다.

4) 교통비 등 돈이 든다.

5) 원거리를 운전하려면 체력이 필요하다.

6) 사정을 모르는 친척 등 주위에서 불효자라고 생각할 수 있다.

7) 부모님의 이웃들과 연락을 긴밀하게 취해야 한다.

독거노인 돌봄서비스의 종류

서비스	내용	제공기관
주간 방문 간병 서비스	도우미나 물리치료사, 간호사가 간호나 간병 서비스를 제공한다. 필요에 따라 정보를 공유한다.	간병보험과 제휴한 각 지자체
홈 안전 서비스	홈 안전 옵션으로 고령자용 통보 버튼도 있다. 일이 생기면 즉시 달려간다.	민간기업
돌봄서비스	전기나 가스 사용 현황, 만보기 기록을 자녀 휴대전화로 웹 발신. 부모의 생활 상태를 알 수 있다.	민간기업
식사 택배 서비스	식사를 배달해준다. 이때 부모의 상황이나 모습에 이변이 있는지 확인하며 정보를 공유한다.	각 지자체 지역 봉사단체 민간기업
안부전화 서비스	독거노인에게 가족을 대신해서 매일 또는 매주 1회 등 주기적으로 전화를 걸어 불편한 곳이나 이상이 없는지 안부를 확인한다.	민간기업 각 지자체
응급통보시스템	응급 시 통보시스템을 작동시킴으로써 위험이나 이변을 알려준다.	각 지자체 민간기업
카메라나 센서	웹 카메라나 사람이 지나가면 감지하는 센서를 설치. 스마트폰으로 항상 상황을 확인할 수 있다.	스스로 설치 민간기업

* 이 부분은 역자가 우리나라 상황과 제도에 맞게 보완, 재구성했습니다.

Q25 데이케어센터에 무리해서라도 다니게 해야 할까요?

데이케어센터가 치매 환자에게 좋다고 해서 치매 아버지를 데이케어센터에 다니게 하고 싶습니다. 그런데 정작 아버지는 가고 싶어 하지 않는 눈치입니다. 무리하게 강요하는 건 안 좋은가요?

A25 조금씩 단계적으로 적응시키는 게 현명합니다

데이케어센터는 인지기능을 유지하는 데 도움이 됩니다. 그렇다고 억지로 가게 하면 오히려 증상이 악화할 가능성도 있습니다. 단계적으로 진행하는 것이 좋습니다.

돌봄센터는 치매 환자에게
커다란 장점이 있습니다

치매이거나 거동이 불편한 어르신을 낮 동안 돌보는 곳이 '주간 돌봄센터', 혹은 '데이케어센터'입니다. 승합차 등으로 환자의 집을 돌면서 모셔가고 모셔오기도 합니다. 센터에서는 프로그램에 짜여진 일정대로 생활하게 됩니다. 정해진 시간에 함께 식사하고 오락이나 기능회복 훈련을 할 수도 있습니다. 데이케어 서비스에 식사나 목욕 등도 포함되기 때문에 간병해야 할 가족에게는 큰 도움이 됩니다. 무엇보다 환자 본인에게 더 큰 장점이 있습니다. 정해진 시간에 맞춰 모셔가고 모셔오기 때문에 데이케어센터에 다니기만 해도 생활 리듬이 조정됩니다.

치매증에서 가장 좋지 않은 것은 집에만 들어앉아 있는 경우입니다. 아무런 활동 없이 집에만 있으면 뇌에 자극이 가지 않아 병의 진행이 빨라질 수 있습니다. 반면에 밖에 나가 다른 사람과 어울리거나 공동 활동을 하면 뇌에 끊임없는 자극을 주게 되어 인지기능을 유지하는 데 도움이 됩니다. 그런 의미에서 데이케어센터에 다니는 것이 치매 진행을 늦추는 데 매우 효과적입니다.

일본에서는 1999년에 치매약 아리셉트(역자주: 성분명은 도네페질로서 한국에자이의 아리셉트, 명인제약의 실버셉트, 환인제약의 도네페질, 유한양행의 아리페질 등이 대표적이며, 그밖에 엑셀론, 레미닐, 에빅사를 처방하기도 합니다)가 승인되어 환자들에게 처방되기 시작했고, 이어서 2000년에는 간병보험이 시작되어 오늘날의 데이케어센터 사업이 본격적으로 도입되었습니다. 실제로 의료 현장에서 봤을 때 데이케어센터 도입 이전과 비교하면 치매증 진행이 확실하게 느려지고 있다는 것을 실감합니다.

일반적으로 데이케어센터는 치매 환자만 다니는 곳이 아닙니다. 돌봄이 필요한 노인들은 데이케어센터를 이용할 수 있습니다.

거부감을 보인다면
신뢰를 쌓아 마음을 열게 합니다

효과를 생각하면 치매 환자는 되도록 데이케어센터를 이용하는 것이 좋습니다. 그러나 '나는 치매가 아니라 갈 필요가 없다'거나, '그런 데 가서 노는 건 팔자 좋은 노인들뿐'이라는 등의 핑계를 대면서 가기를 꺼리는 환자도 있습니다. 자신을 치매 노인과 똑같이 취급하는 걸 참을 수 없다는 겁니다. 이런 사람을 무리해서 데려가면 혼란스러워하기도 하고, 심한 거부감 때문에 문제행동이 나타나기도 하는 등 치매 증상이 악화할 가능성이 있습니다.

이럴 때는 데이케어센터 직원을 집으로 방문하게 해서 환자와 신뢰관계를 쌓는 것이 좋습니다. 직원과 낯을 익혀서 신뢰를 쌓은 뒤 가족 중 하나가 "누구누구가 근무하는 곳에 한번 가볼까요?" 하는 식으로 말을 붙여봅니다. 그러면 마음을 열 수도 있습니다.

시설에서 낯선 사람들과 어울리는 걸 거부한다면 요양보호사가 집으로 와서 돌보는 재가 복지를 알아보는 것이 좋습니다. 재가 요양, 방문 요양 등으로 부르는데, 전문 요양보호사가 가정을 방문해 치매 환자를 돌보고 말동무가 되어주는 등의 서비스를 합니다. 이것만으로도 충분히 뇌에 자극이 가해집니다.

Q26 치매 진단을 받으면 자동차 운전은 그만둬야 할까요?

노인, 특히 치매 노인이 운전하는 것은 위험하다고 합니다. 치매 징조가 보이면 자동차 운전 같은 위험을 동반하는 활동은 그만두는 것이 좋은가요?

A26 할 수 있는 것까지 그만두게 할 필요는 없습니다

가능한 것과 가능하지 않은 것을 확실히 구별해서 가능한 것은 계속하게 하는 게 이상적입니다. 가능한 것을 그만두게 하면 치매가 오히려 진행됩니다.

실제 통계를 보면
노인보다 젊은이의 사고율이 더 높습니다

최근 노인들의 운전 사고가 사회문제로 떠오르고 있습니다. 노인이 운전하는 차가 가로수를 들이받았다거나, 인도로 돌진해 사상자를 냈다는 뉴스가 심심치 않게 보도됩니다. 이러한 보도를 접하면 노인 운전자나 가족들은 남 일이 아니라고 불안을 느끼면서 운전을 계속할지 고민하게 됩니다.

노인 운전자의 사고 원인으로 자주 거론되는 것이 브레이크와 액셀을 착각해서 잘못 밟았다는 것입니다. 이런 뉴스를 들으면 '치매 환자인가?'라고 생각하기 쉽지만, 치매 전문의 입장에서 봤을 때 치매로 인해 브레이크와 액셀을 착각해서 잘못 밟는 일은 거의 없습니다. 브레이크와 액셀을 구별하지 못할 정도의 치매였다면 핸들과 기어 구분도 안 되기 때문에 운전 자체가 불가능합니다.

액셀과 브레이크를 착각해서 잘못 밟았다는 것은 이 둘을 구별하지 못했던 것이 아니라, 순간적으로 당황해서 혼동했기 때문입니다. 순간적인 패닉으로 운전 실수를 범하는 것은 특별히 노인에게만 국한하는 일은 아닙니다. 노인이 확률적으로 숫자가 더 많을지는 모르지만 젊은 사람도 당황하면 사고를 냅니다. 일본의 통계를 보면 자동차운전면허 소지자 10만 명 중 사고 건수는 80세 이상 노인보다 16세에서 24세의 젊은이가 압도적으로 많은 것으로 나타났습니다. 그럼에도 불구하고 노인이라는 이유만으로 운전을 막는 것은 옳지 않다고 생각합니다.

노인에게 이동수단은 매우 중요합니다. 교통이 발달하지 않은 시골일수록 더 그렇습니다. 시골에서 차가 없으면 쉽게 시장에 갈 수도 없고 집에만 틀어박혀 지내게 될 가능성이 큽니다. 활동이 줄어들면 육체적으로 쇠약해져서 건강한 사람이라도 2, 3년만 지나면 돌봄이 필요한 상황이 될 수 있습니다. 인지기능은 점점 더 떨어져서 본격적인 치매가 시작될 가능성이 높아집니다. 경증 치매 환자라면 증상의 진행이 점점 빨라질 것입니다. 실제로 일본 쓰쿠바대학의 연구진은 65세 이상 노인이 면허 반납을 하면 6년 후 돌봄을 받을 확률이 2배 이상으로 증가한다는 연구 결과를 발표했습니다. 노인들이 면허 반납 후 우울 상태에 빠질 확률이 2배 이상으로 높아졌다는 해외 연구 결과도 있습니다.

면허를 반납한 노인들은 이동수단으로 대부분 자전거를 이용합니다. 자전거는 건강에도 좋고 자동차 운전보다 낫다고 생각하기 쉽지만, 고령자에게 자전거만큼 위험한 것은 없습니다. 불안정해서 넘어지기 쉽고, 한번 넘어지면 별것 아닌 것 같아도 쉽게 골절상을 당하고, 몸져눕는 일이 발생합니다. 자전거 타다가 다쳤다는 노인들을 주변에서 심심치 않게 봅니다.

여러 측면에서 고려해볼 때 노인의 운전은 계속하는 것이 좋습니다. 최근에는 브레이크와 액셀을 착각해서 밟더라도 돌진하지 않도록 한 장치나 충돌 시 안전장치가 탑재된 차도 개발되고 있으니 노인들이 더 안전하게 운전할 수 있는 날을 기대해봅니다.

'할 수 있는 것'을 계속함으로써
병의 진행을 더디게 할 수 있습니다

치매 징조가 보이면 주위에서는 환자를 걱정해 많은 것을 못 하게 합니다. 자동차 운전뿐만이 아닙니다. 위험해서, 너무 힘들어

보여서 등 이유는 다양합니다. 치매 환자라는 이유로 할 수 있는 것까지 그만두게 할 필요는 없습니다. 치매 진단을 받았더라도 증상이 가볍다면 거의 모든 일을 해낼 수 있습니다.

치매 중기라고 하더라도 간단한 집안일을 하고 편의점에 가서 식품을 사기도 하면서 혼자 사는 사람을 많이 봐왔습니다. 오랫동안 농사를 짓던 분이 치매에 걸려 손자 이름은 잊어버리더라도 채소 가꾸기는 전과 다름없이 아주 잘합니다.

뇌는 여러 가지 기능이 있어, 설사 치매로 할 수 없는 일이 생기더라도 한편으로 남아있는 기능을 확실하게 유지합니다. 중증이 될 때까지 남은 기능으로 기본적인 생활이 가능합니다. 그런 상태를 조금이라도 길게 유지하기 위해 남아있는 기능을 지속적으로 사용하는 것이 좋습니다.

예를 들어, 연로한 어머니가 만들 수 있는 요리의 종류는 줄어들었더라도 아직 부엌에서 음식을 할 수 있다면 그대로 하시게 하는 것이 좋습니다. 치매 환자에게 부엌칼 등 날카로운 물건을 쥐게 하는 건 위험하다고 생각하기 쉽지만, 전혀 그렇지 않습니다. 치매는 원래 갖고 있던 능력이 떨어지는 질병이므로 원래 안 하던 일은 절대로 하지 않습니다. 젊었을 때 칼을 휘둘러 사람에게

위협을 가했던 전력이 있는 사람이라면 모르지만, 부엌칼은 요리할 때만 사용한다는 고정관념이 있기 때문에 치매에 걸렸다 하더라도 요리 이외에는 절대로 쓰지 않습니다.

요리할 때 무서운 건 부엌칼이 아니라 오히려 가스레인지의 불 끄는 것을 잊는 겁니다. 불을 켜놓은 사실을 잊는다고 해도 큰일은 아닙니다. 요즘에는 자동으로 꺼지는 장치가 달린 가스레인지가 등장해서 이런 문제점들이 해결되고 있습니다.

"이제 나이 드셨으니 그만 하세요", "위험하니 저한테 맡기세요"…. 이런 식으로 치매가 시작된 부모님께 여러 가지를 그만두게 하는 것은 어리석은 일입니다. 설사 부모님을 위하는 마음에서 우러나온 것이라도 환자 본인을 위해서는 좋지 않습니다.

치매에 걸리면 '할 수 없는 것'이 하나둘 늘어납니다. 그러므로 지금 가능한 것을 지레 겁을 먹고 그만두게 할 필요는 없습니다. 가능한 것, 가능하지 않은 것을 확실하게 구분해서 할 수 있는 일은 하게 하고 할 수 없는 것은 그만두도록 객관적으로 판단하는 것이 중요합니다. 그렇게 해서 치매와 더불어 공존할 수 있게 해야 합니다. 이런 삶의 자세가 치매 진행을 더디게 합니다.

Q27 치매 환자는 가능하면 외출을 하지
않는 게 좋은가요?

이웃들의 눈치도 있고, 길을 헤매다가 집을
못 찾을까 봐 걱정되고, 교통사고라도 당할
까 봐 무섭고…. 치매 환자는 되도록 밖으로
나가지 않는 게 좋은가요?

A27 그때까지 하던 생활을 그대로 하게
하는 게 정답입니다

치매 환자를 집에만 가둬 둬서는 안 됩니다.
진행을 조금이라도 늦추려면 가능한 한 바
깥으로 나가게 하고, 그때까지 하던 그대로
일상생활을 계속할 수 있게 해주세요.

나가서 사람을
만나는 것이 중요합니다

1990년대에 저는 도쿄 스기나미 구의 요
쿠후카이 병원에 근무하면서 이바라기 현의 카시마 병원에 매달
두 차례씩 치매 환자를 보러 출장 진료를 나갔던 적이 있습니다.
그때 새로운 사실을 알았습니다. 같은 치매라도 도쿄 요쿠후카
이 병원의 환자는 병의 진행이 상당히 빠른 데 비해, 카시마 병
원 환자는 병의 진행이 늦었습니다. 그 차이는 다름 아닌 자연환
경 때문이었습니다.

당시는 간병 제도가 도입되기 전이어서 주간 돌봄서비스도 없
었습니다. 그렇기 때문에 도쿄 스기나미 구의 노인들은 치매에
걸리면 대부분 집에 틀어박혀 지낼 수밖에 없었습니다. 이에 비
해 카시마 시에서는 치매에 걸려도 비교적 자유롭게 지냈습니다.
카시마 시는 중소도시로 도쿄에 비해 교통량이 훨씬 적었고, 설

사 치매 환자가 길을 잃고 집에 돌아오지 못하더라도 곧바로 이웃들이 발견해서 데려다주기 때문에 생각만큼 곤란한 사태가 일어나지 않았습니다.

더욱이 도쿄 요쿠후카이 병원의 치매 환자는 직장생활을 하다가 은퇴했거나 전업주부였던 사람이 대부분이었습니다.

반면, 카시마 시의 치매 환자는 농업이나 어업에 종사하던 사람이 많았습니다. 농촌 생활은 일상생활과 일이 정확히 구분되지 않는 특징이 있습니다. 그렇기 때문에 치매가 발병하더라도 그때까지의 생활을 바꾸지 않고 하던 일을 계속할 수 있습니다. 카시마 시의 치매 환자는 대부분 간단한 농작물을 재배하는 일을 전과 다름없이 그대로 했습니다.

이러한 환경의 차이로 인해 치매의 진행 속도가 차이 날 수밖에 없었던 것입니다.

밖에 나가면 자연스럽게 사람과의 접촉이 이루어집니다. 앞에서도 이야기했지만, 사람과의 교류는 뇌에 자극이 되어 치매 진행을 더디게 합니다.

'가능한 한 하던 일을 계속하게 하는 것'이 치매 진행을 늦춘다는 사실은 앞에서도 여러 번 강조했습니다. 집에만 틀어박혀 있다 보면 집 주변 산책 같은 가능한 일까지 포기하게 될 수도 있습니다. 치매가 발병하더라도 집에만 있지 말고 가능한 범위에서 그때까지 하던 생활을 계속 영위하도록 하는 게 정답입니다.

Q28 치매 환자의 말을 아니라고 반박해도 괜찮을까요?

치매 어머님은 앞뒤가 맞지 않는 말을 자주 하십니다. 그럴 때마다 "그건 아니죠"라고 고쳐드려도 될까요? "엄마가 말씀하신 건 착각이에요!"라고 일깨워드려도 괜찮은지 궁금합니다.

A28 무조건 부정하지 말고 일단 그대로 받아들이세요

치매 환자를 설득하는 건 쓸데없는 경우가 많습니다. 틀렸다고 무조건 부정하지 말고 "그렇죠!"라고 일단 받아들이면 대화가 유지되고 마음도 편해집니다.

부정하면 문제행동에
가속도가 붙습니다

치매 환자가 착각을 하거나 이상한 말을 할 때, 즉시 아니라고 반박하는 경우가 있습니다. 이때 환자가 스스로 깨닫고 순순히 받아들이면 좋겠지만 치매 환자가 반드시 이해해줄 거라고 믿으면 안 됩니다.

대부분의 치매 환자들은 "내가 거짓말쟁이라고!?", "얘가 날 바보로 아나?" 하는 식으로 받아들여 몹시 기분 나빠하고, 문제행동으로 이어지기도 합니다. 사건을 일으키지는 않더라도 5분 정도 지나면 지적받은 내용을 싹 잊어버린다는 게 문제의 본질입니다. 전과 똑같은 착각이 반복되면서 대답했던 게 소용없었다는 사실을 알게 되면 맥이 탁 풀려버립니다.

치매 가족으로부터 "환자가 말하는 걸 부정해도 되나요?", "틀린 말이면 다시 정정해서 알려드려도 좋을까요?"와 같은 질문을 많이 받습니다. 하지만 이 경우 치매 환자를 설득하려다 쓸데없는 노력으로 끝나는 것이 대부분입니다. 무조건 부정하지 말고 "그렇죠!"라고 치매 환자가 한 말을 먼저 수용하고 들어가는 게 순서입니다.

예를 들어, 아버지가 예전에 돌아가셨는데도 치매 어머니가 "아버지, 어디 가셨지?", "아버지가 왜 아직 안 들어오시지?"라며 자꾸만 자녀에게 물을 때가 있습니다. 자녀는 "지금까지 몇 번을 말씀드렸는데… 아버지는 돌아가셨잖아요!"라고 어머니의 말을 정정해드립니다.

하지만 환자인 어머니는 이 사실은 전혀 받아들이지 못합니다. 이럴 때는 아버지가 살아 계신다고 믿는 어머니의 생각을 그대로 받아들여 대응을 해야 합니다. "지금 밖에 일하러 나가셨으니 곧 돌아오실 거예요"라는 식으로 말을 맞춰드리는 편이 결과적으로 훨씬 좋습니다.

자녀는 어머니를 현실 세계로 되돌아오게 하고 싶은 마음에 "아버지는 돌아가셨어요"라고 고쳐서 알려드리려고 합니다. 하지만 치매 환자는 자신만의 세계가 있습니다. 환자가 거기서 행복하게 사는 것처럼 보이면 자녀들도 그것을 인정하고 그걸로 만족하려고 노력해야 합니다. 굳이 그 세계를 흔들어서 혼란스럽게 해서는 안 된다는 것이 저의 지론입니다. 현실 세계가 더 불행한 경우도 많기 때문입니다.

Q29 치매 환자에게 화내지 않는 방법을 알려주세요

치매 부모님을 마주 대할 때 생각한 대로 되지 않는 경우가 많습니다. 때로는 울컥해서 그만 감정을 폭발해버리는 일도 있습니다. 그러고 나서는 후회 가득한 자기혐오에 빠져듭니다. 어떻게 하면 좋을까요?

A29 이전과는 다른 사람이라고 생각하면 마음이 진정됩니다

눈앞에 있는 사람을 예전의 어머니라거나 아버지라고 생각하면 변한 모습에 당황하거나 화가 나게 되는 건 어쩔 수 없습니다. 이런 경우에는 전혀 다른 사람이라고 생각하면 마음도 진정됩니다.

환자와 지내다 보면 감정적이 되어
자기혐오에 빠질 수 있습니다

치매 환자와 같이 살다 보면 같은 것을 여러 번 반복한다든지, 방금 식사한 걸 잊고 "아직 밥이 멀었어?"라는 식으로 말하는 걸 들을 수 있습니다. 어떤 때는 "내 돈 훔쳐 갔지?"라고 말하기도 하고, 갑자기 화를 내거나 벌벌 떨기도 하며, 혼잣말을 중얼거리기도 하는 등 별일이 다 일어날 수 있습니다.

눈앞의 부모님이 이런 모습을 보이면 머릿속으로는 질병 때문이라고 이해는 하지만, 현실에서는 화가 납니다. "이제 됐으니 적당히 하세요!"라고 화를 내거나, "여러 번 말씀드렸잖아요. 그런데 왜 그걸 모르세요?!"라고 언짢게 반문하기도 하고, "나쁜 습관이 몸에 배면 좋지 않아요!"라고 강한 어조로 가르치려 들기도 합니다. 그런 다음에는 자기혐오에 빠지는 일이 일어납니다. 치매 환자가 있는 가정이라면 누구나가 경험하는 일입니다.

예전의 그 사람으로 기대하지 않으면
마음이 편해집니다

미네소타대학 명예교수로 가족사회 심리학을 전공하는 폴린 보스 박사는 "치매 환자의 가족은 '애매한 상실'을 체험하면서 크나큰 스트레스에 노출된다"고 설명합니다. 보스 박사의 이론에 따르면 '애매한 상실'에는 '작별인사 없는 이별'(Leaving without Goodbye)과 '이별은 아니지만 안녕'(Goodbye without Leaving)이라는 두 종류가 있다고 합니다(역자주: 가족사회학을 전공한 폴린 보스는 '애매한 상실(Ambiguous loss)'이라는 개념을 통해 사라지지 않는 슬픔과 마주하면서 살아가는 법을 이야기합니다. 예를 들면 자연재해 등으로 유해를 찾지 못할 때, 사랑하는 사람이 눈앞의 나를 다른 사람이라고 생각할 때, 뇌 사고로 다른 사람으로 착각하는 경우 등에서 응용되는 용어입니다).

전자는 실제 존재하지 않는데도 불구하고 심리적으로 존재한다는 상실입니다. 전쟁, 지진, 쓰나미와 같은 자연재해나 유괴 등으로 중요한 사람이 행방불명이 되었더라도 남은 사람의 마음 한구석에는 사라진 사람의 존재가 여전히 그대로 있다는 믿음입니다.

후자는 육체적으로는 존재하더라도 심리적으로 부재인 상태를 말합니다. 사랑하는 사람이 눈앞에 있더라도 그 사람의 마음, 혹은 뇌에서는 이미 존재하지 않습니다. '실제로 존재하지만 이전의 그 사람은 사라졌다'는 것입니다. 치매는 바로 그 같은 '애매한 상실'을 가족에게 덧씌웁니다.

치매 환자의 가족은 그 사람을 육체적으로 잃는 것은 아니지만, 질병의 진행에 따라 그 사람과의 과거 관계성을 잃어갈 때 큰 스트레스를 안게 됩니다. 눈앞에 두고서도 '아버지인데 아버지가 아니다', '분명히 어머니지만 어머니가 아니다'라는 것입니다. 이런 사람과 계속 마주한다는 것은 보통 사람으로서 할 노릇이 아닙니다. 슬픔, 고통, 불안, 게다가 때로는 분노와 부정이라는 부정적인 감정이 밀려옵니다.

가족이 치매 환자에 대해 짜증을 내거나 화를 내거나 어이없어하는 것은 '애매한 상실'을 겪고 있기 때문입니다. 육체적으로는 눈앞에 존재하고 있으니 어떻게 하든 예전의 그 사람으로 돌아오길 기대하지만, 현실은 완전히 다릅니다. 그게 답답하고 견딜 수 없어서 감정이 복받치게 되는 겁니다.

치매 환자는 이제 예전의 어머니, 원래의 아버지가 아닙니다. 이것을 받아들이면 상황은 달라집니다. 눈앞에 있는 이분은 예전의 어머니와는 완전 다른 사람이라 생각하면 비교하는 일도 없어집니다. '이런 것도 못 하시다니'라며 비관할 일도 없어지고, '왜, 이걸 못 하시지?'라고 짜증을 내거나 어이없어하며 감정이 북받쳐 오르는 일이 사라질 겁니다.

환자에게 짜증을 내고 나면 힘들어지는 것은 자신입니다

저는 치매 환자의 가족으로부터 "치매 환자가 말하는 걸 가족들이 부정해도 되나요?"라는 질문과 마찬가지로 "치매 환자를 나무라도 좋은가요?"라는 말을 자주 듣습니다. 이 같은 질문에 저는 다음과 같이 답합니다. "나무라면 안 되는 것도 아니고, 나무란다고 치매가 악화하는 것도 아니지만, 나무라고 난 후 뒤돌아서 고통스러워하는 사람은 바로 당신입니다"라고요.

치매 환자에게 야단을 쳐도 들은 걸 바로 잊어버리기 때문에 행동이 개선될 리 없습니다. 곧바로 잊어버리기 때문에 어이없어할 필요도 없으며, 그렇다고 치매 증상이 악화하는 것도 아닙니다. 결국, 야단친 사람에게 후회만 되돌아옵니다.

치매 환자는 야단맞은 내용은 바로 잊어버리지만 그 불쾌감만큼은 오래 남습니다. 감정의 기억은 오래갑니다. '왜 야단맞았는지는 모르지만 왠지 모를 분한 느낌'이라고 해야 할까요? 이러한 불쾌감이 치매 환자에게서는 문제행동을 일으키는 방아쇠가 될 수 있습니다.

돌보는 가족 입장에서 가장 심각한 것은 치매 환자의 문제행동입니다. 문제행동을 일으키지 않게 하려면 환자가 늘 기분 좋게 지내도록 배려하는 것이 첫 번째입니다. 치매 환자를 나무라서 기분 나쁘게 하면 힘들어지는 것은 결국 나무란 사람 자신이라는 사실을 잊어서는 안 됩니다.

Q30

임종 때까지 집에서 모셔야 할까요?

치매 환자를 가족끼리만 돌본다는 것은 무척 힘들다고 하지만, 부모님을 요양병원에 모신다는 것도 꺼려집니다. 죄책감도 들고, 이웃이나 친척들의 눈도 신경 쓰이고…. 아무래도 집에서 모시는 게 가장 좋겠죠?

A30

간병은 전문가에게 맡기는 게 서로를 위하는 길입니다

요양병원 같은 곳의 직원은 간병에 있어서 프로입니다. 간병은 전문가에게 맡기는 게 환자 본인이나 가족을 위해서도 좋습니다. '집에서 모시는 게 선이고, 요양병원에 계시게 하면 악'이라는 발상은 난센스입니다.

증상을 봐가며
요양병원에 모시는 걸 고려합니다

치매에 국한하지 않더라도 요양서비스가 필요하다면 혼자 살든 가족과 함께 살든 재택 돌봄에서 시작하는 것이 일반적입니다. 기본적으로는 자택에 거주하면서 일주일에 몇 차례 주간 돌봄센터에 다니도록 하는 것이 좋습니다.

증상이 진행되지 않았다면 데이케어센터에 다니면서 지속적인 독립생활을 할 수 있습니다. 경·중증 단계까지는 이런 생활이 어느 정도 가능합니다. 그러나 치매가 서서히 진행되어 증상이 심해지면 재택 간병이 어려워집니다. 부모님이 이런 상황이 되면 자녀들은 요양병원이나 요양원에 모시는 것을 검토하게 됩니다.

이때 자녀들 마음속에는 천 가지, 만 가지 생각들이 오고갑니다. '부모님을 영영 버리는 게 아닐까', '부모님이 너무 애처롭다', '내가 좀 더 잘하면 아직 집에서 모실 수 있지 않을까', '부모님을 요양병원에 모셨다면 지인들이 손가락질하지 않을까' 등등.

우리에게는 '부모님을 자택에서 간병하는 것이 당연하다'는 고정관념이 있습니다. 이런 관습이 지배하는 사회에서는 부모님을 요양병원에 모신다는 것이 죄책감을 불러일으킵니다. 그러나 경제적으로 가능하다면 부모님의 증상 진행에 맞춰 요양원이나 요양병원에 모시는 것이 좋습니다.

부모님을 요양시설에 모신다고 불효자라고 자책할 필요는 전혀 없습니다. 부모님 입장에서 생각해보시길 바랍니다. 부모님은 결코 자신의 간병을 위해 자녀의 인생이 희생되는 걸 바라지 않습니다.

최근 요양원에서 노인 보호를 소홀히 해서 고발된 사례가 종종 있었습니다. 대대적으로 보도되면서 부모님을 이 같은 시설에 모시는 걸 꺼림칙하게 생각하는 사람도 늘었습니다. 하지만 문제를 일으키는 요양시설은 극히 일부이며, 오히려 집에 모시면서 가족들로부터 학대당하는 노인들 사례도 적지 않습니다.

치매는 완치가 불가능합니다. 따라서 치매 부모의 간병이 몇 년 계속될지 알 수 없습니다. 자택에서 간병을 한다면 자녀에게 육체적으로나 정신적으로 커다란 스트레스가 됩니다. 자녀의 이런 상황을 치매 부모님 당사자는 진심으로 기뻐할까요?

간병은 전문가에게 맡기는 것이 서로를 위해서도 좋습니다. '함께 모시며 간병하는 것은 착하고, 시설에 모시는 것은 나쁘다'는 것은 시대착오적인 발상입니다. 부모님을 요양시설에 모시는 것은 치매 부모님을 위해서도 올바른 선택입니다. 요양시설의 직원은 돌봄서비스의 프로들입니다. 치매에 대해 누구보다 잘 이해하고 꼼꼼히 환자를 돌봅니다. 이런 사람에게 돌봄을 받으면 환자 본인도 기분 좋게 지낼 수 있습니다.

우리나라에서는 연도의 끝자리 숫자가 0, 5로 되는 해마다 인구주택총조사를 실시하여 인구 상황을 총체적으로 파악합니다. 이 통계에서 눈에 띄는 것은 우리 사회의 고령화로서 노년 인구가 총인구에 점하는 비율이 가파르게 올라가고 있다는 사실입니다. 고령화를 나타내는 단어는 '고령화 사회', '고령사회', '초고령사회'가 있으며 이들 단어의 정확한 정의는 나라별 차이가 있지만, 총인구에 대한 65세 이상 인구의 비율로 나타냅니다.

우리나라는 2017년 65세 인구가 14%를 나타내어 고령사회에 진입했으며, 2025년에는 20% 넘어 초고령사회에 들어갈 것으로 전망하고 있습니다. 고령화에 동반해서 나타나는 암, 척추관절, 뇌졸중의 3대 질환은 질병의 성격과 치료방법이 확립되어 있어 대처하는 데 큰 문제는 없어 보입니다. 그러나 장수사회에서 맞이하게 되는 치매라는 질병에 대해서는 가족 간 갈등, 혹은 사회적 · 의료적 과제 등으로 많은 어려움을 예상케 합니다.

우리보다 먼저 경험한 미국이나 일본은 노인의학 분야의 연구가 활발해 그들이 축적해놓은 많은 데이터를 엿볼 수 있습니다. 일본은 1994년에 고령화율이 14%를 넘은 고령사회, 이어서 2007년에 21%로 초고령사회에 돌입했습니다. 우리보다 20년 이상 먼저 경험한 이들의 앞선 지식, 사회적 담론, 의료방법을 들여다보는 것은 우리 시선의 지평을 넓히는 계기가 될 수 있을 겁니다.

고령화 사회든 장수사회든 치매라는 질병은 남의 일로 도외시할 수 없으며, 바로 오늘에 직면한 숙제입니다. 특히 평면 구조의 아파트 생활과 세대 독립이라는 사회 추세에서 치매 부모를 가진 가족들의 고민은 여간한 일이 아닙니다. 질병이지만 질병으로 다루기에는 약물이 없으며, 치료 또는 돌봄이 무한대라는 특성으로

답을 구하기가 보통 어려운 일이 아닙니다.

이들 문제가 연일 매스컴을 타지만 뾰족한 방법은 없어 스스로 내공을 기를 수밖에 없습니다. 서점이나 인터넷에 쏟아져 나오는 정보는 오히려 헷갈리게 만들거나 잘못된 방법으로 이끌기도 합니다. 제대로 된 참고서 한 권 구하기가 쉽지 않은 상황에서 오로지 노인들의 치매 하나만을 평생 보아온 일본 노인정신 전문의의 책을 소개하게 되었습니다.

우리나라는 정신건강의학에서 치매를 전문적으로 보고 있으나, 일본에서는 이보다 세분하여 노인정신의학 분야를 특화해 고령자의 치매만을 진료, 연구하고 있습니다. 앞서 말씀드린 것처럼 일본의 고령화율 수요에 따른 의료 확장 때문입니다. 부모 자식이라는 관계가 어느 날부터 서서히 희미해져 가는 요즘, 우리나라에는 아직 소개되지 않은 미국 가족사회심리학자의 이론을 가지고 차근히 설명해주고 있는 점도 눈에 띕니다. 치매 간병이 동양사회의 효라는 개념으로 인해 자식을 피폐하게 만들기 쉬운데, 저자는 전문기관에 의탁하는 게 낫다는 주장을 확실하게 펼칩니다.

무엇보다 이 책의 백미는 고령화에 따라 누구나 불안해하는 치매에 대해 왜 걱정할 필요가 없는지, 어떻게 하면 피해갈 수 있는지, 이에 덧붙인 연관 항목에 대해 자세히 알려준다는 점입니다. 원본의 출판이 1년도 채 되지 않아 내용이 최신 지견으로 이루어져 있는 것도 큰 장점입니다.

여자 조기호

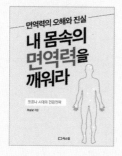

면역력의 오해와 진실
내 몸속의 면역력을 깨워라

면역력에 죽고 면역력에 사는 시대. 국민주치의 이승남이 우리 몸속 면역 시스템을 알기 쉽게 설명한다. 식습관부터 생활습관까지 면역력을 높이는 데 필요한 것은 물론 면역력에 대한 오해와 진실을 명쾌하게 알려줘 생활 속 잘못된 습관을 바로 잡고 면역력을 높일 수 있다.

이승남 지음 | 304쪽 | 152×225mm | 15,000원

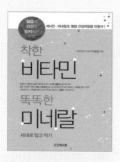

젊음과 건강을 유지하는 방법
착한 비타민 똑똑한 미네랄

과거의 영양 결핍은 주로 단백질 결핍이었지만 요즘은 비타민이나 미네랄 결핍이 많다. '대충'먹는 영양제는 오히려 영양 불균형을 가져온다. 이 책은 비타민과 미네랄에 관한 폭넓은 정보를 알기 쉽게 설명해 지금 내 몸에 꼭 필요한 성분이 무엇인지 짚어주며, 올바른 섭취를 도와준다.

이승남 지음 | 184쪽 | 152×255mm | 12,000원

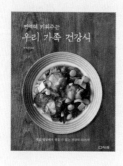

면역력 키워주는
우리 가족 건강식

집에서 쉽게 만들어 먹을 수 있으면서도 면역력을 키워주는 83가지 음식들을 소개한다. 원기회복에 좋은 전통 건강식, 평소 밥상에서 건강을 챙길 수 있는 간단 건강식, 성인병을 예방하는 저염·저칼로리 건강식, 면역력을 길러주는 약선 차·죽까지 몸에 좋은 레시피로 가득하다.

한복선 지음 | 184쪽 | 188×245mm | 13,000원

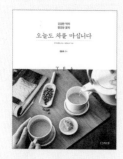

건강한 약차, 향긋한 꽃차
오늘도 차를 마십니다

맛있고 향긋하고 몸에 좋은 약차와 꽃차 60가지를 소개한다. 각 차마다 효능과 마시는 방법을 알려줘 자신에게 맞는 차를 골라 마실 수 있다. 차를 더 효과적으로 마실 수 있는 기본 정보와 다양한 팁도 담아 누구나 향기롭고 건강한 차 생활을 즐길 수 있다.

김달래 감수 | 200쪽 | 188×245mm | 15,000원

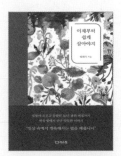

40년 출판 편집자의 행복 에세이
이제부터 쉽게 살아야지

40년 동안 일밖에 모르고 살았던 출판 편집자가 책상 밖에서 만난 행복에 관한 이야기. 정년퇴직 후 새롭게 발견한 삶과 아름다운 추억, 가족과 동료, 친구 이야기 등 일상 속에서 행복해지는 법을 따뜻한 글로 전한다. 한 줄 한 줄 읽으면서 함께 행복해지는 책이다.

엄희자 지음 | 264쪽 | 130×200mm | 14,000원

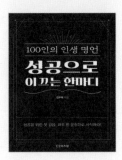

100인의 인생 명언
성공으로 이끄는 한마디

성공을 키워드로 하는, 유명인사 100인의 명언을 담은 책. 성공을 꿈꾸는 사람, 이제 막 시작하려는 사람, 슬럼프가 온 사람을 위한 명언 등 100개의 명언을 5가지 파트로 나누어 구성했다. 성공을 위해 노력하고, 결국 달성한 사람들의 사고방식을 명언을 통해 배울 수 있다.

김우태 지음 | 224쪽 | 118×188mm | 14,000원

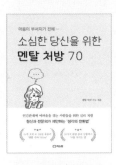

마음이 부서지기 전에 …
소심한 당신을 위한 멘탈 처방 70

인간관계에 어려움을 겪는 사람들을 위한 처방전. 정신과 전문의가 70가지 상황별로 대처하는 방법을 알려준다. 의사표현이 힘든 사람, 대인관계가 어려운 사람들에게 추천한다. '멘탈 닥터'의 처방을 따른다면 당신의 직장생활이 편해질 것이다.

멘탈 닥터 시도 지음 | 312쪽 | 146×205mm | 16,000원

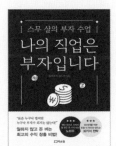

스무 살의 부자 수업
나의 직업은 부자입니다

어떻게 하면 돈을 모으고, 잘 쓸 수 있는지 방법을 알려주는 돈 벌기 지침서. 스무 살 여대생의 도전기를 읽다 보면 32가지 부자가 되는 가르침을 익힐 수 있다. 이제 막 돈에 눈을 뜬 이십 대, 사회초년생을 비롯한 부자가 되기를 꿈꾸는 당신에게 추천한다.

토미츠카 아스카 지음 | 256쪽 | 152×223mm | 15,000원

치매,
제대로 알아야
두려움에서 벗어날 수 있다

저자 | 와다 히데키
역자 | 조기호

편집 | 김연주 이희진
디자인 | 이미정
마케팅 | 김종선 이진목
경영관리 | 서민주

인쇄 | HEP

초판 1쇄 | 2021년 1월 15일
초판 3쇄 | 2021년 12월 10일

펴낸이 | 이진희
펴낸곳 | (주)리스컴

주소 | 서울시 강남구 밤고개로 1길 10, 수서현대벤처빌 1427호
전화번호 | 대표번호 02-540-5192
　　　　　영업부 02-540-5193
　　　　　편집부 02-544-5933 / 544-5944
FAX | 02-540-5194
등록번호 | 제2-3348

Original Japanese title : 'BOKETAKUNAI' TOIU YAMAI
© 2020 Hideki Wada
Original Japanese edition published by SEKAIBUNKA HOLDINGS Inc.
Korean translation rights arranged with SEKAIBUNKA Publishing Inc.
through The English Agency (Japan) Ltd. and Danny Hong Agency

이 책의 한국어판 저작권은 대니홍 에이전시를 통한
저작권사와의 독점 계약으로 (주)리스컴에 있습니다.
저작권법에 의해 한국 내에서 보호를 받는 저작물이므로 무단전재와 복제를 금합니다.

ISBN 979-11-5616-198-1 03510
책값은 뒤표지에 있습니다.

블로그
blog.naver.com/leescomm

인스타그램
instagram.com/leescom

유튜브
www.youtube.com/c/leescom

유익한 정보와 다양한 이벤트가 있는 리스컴 SNS 채널로 놀러오세요!